孔伯华中医世家医术学术项目

中医入门：一部伤寒医天下

刘观涛 著

木木树文化 绘

中国中医药出版社
·北京·

图书在版编目（CIP）数据

中医入门：一部伤寒医天下 / 刘观涛著. —北京：中国中医药出版社，2012.4（2024.5重印）

ISBN 978-7-5132-0753-9

Ⅰ.①中… Ⅱ.①刘… Ⅲ.①伤寒论—图解 Ⅳ.①R222.2-64

中国版本图书馆CIP数据核字（2012）第004341号

中国中医药出版社出版

北京经济技术开发区科创十三街 31 号院二区 8 号楼

邮政编码　100176

传真 010　64405721

北京盛通印刷股份有限公司印刷

各地新华书店经销

*

开本 787 × 1092　1/16　印张 12　字数 166 千字

2012 年 4 月第 1 版　2024 年 5 月第 8 次印刷

书　号　ISBN 978 - 7 - 5132 - 0753 - 9

*

定价 39.00 元

网址 www.cptcm.com

内容提要

中医博大精深，从何入门，才能找到学习中医的捷径？

用"生动的漫画、名医的医案"为表现形式，以"《伤寒论》的治病大法"为论述重点，把中医经典和十大体质、十大病性融为一体。

本书试图用通俗的语言和活泼的表现，把中医的奥秘告诉更多的人。让更多人能够走进中医之门，踏上修身之路。

本书将"治病八法、六经辨证"与"病性病位（八纲、气血津液、脏腑经络辨证）"融为一体，搭起"传统的中医理论"和"特色的伤寒原著"鸿沟之间的桥梁，对于中医学子把握经典临床、非伤寒专业学子学用伤寒尤具启发。

本书适合中医学习者、中医爱好者以及喜爱传统养生和传统文化的读者阅读。

自序

学医修身：一部伤寒医天下

中国人有句伟大的名言，展示了圣贤之士的生命追求："修身、齐家、治国、平天下"。

对于普通人而言，我们做不到宋代开国宰相赵普所说"半部《论语》治天下"。然而，我们可以把自己的身体当作"天下"，试图做自己健康王国的"国王"。

泱泱中医，博大精深。从何入门为捷径？

从《伤寒论》入手！

《伤寒论》由一千八百多年前的"医圣"张仲景所著，是中医入门的最优经典。清代著名医学家柯韵伯说过："仲景之道，至平至易；仲景之门，人人可入。"

作为中医医师，我有一个梦想：用尽可能通俗的语言，把中医的奥秘告诉更多的人。让更多人能够走进中医之门，踏上修身之路。

现在，摆在您面前的《中医入门：一部伤寒医天下》这本漫画书，就是"学医修身"的起点。让我们从当下开始！

刘观涛

从"中医入门"到"伤寒传承"

——兼《中医入门：一部伤寒医天下》审读报告

李赛美

作为对《中医入门：一部伤寒医天下》的审读，我逐字逐句进行通读之后，感觉本书"观点鲜明，见解独到，引经据典，逻辑性强，有共鸣之妙"。对于伤寒论的研究，千百年来有各家学说，堪称百家争鸣，各有特色。刘观涛先生学习、继承许叔微、柯韵伯、胡希恕等伤寒大家的学术观点，并进行了融会贯通。总体而言，可谓是"执简驭繁，自成体系，且能说理透彻，自圆其说"，尤为可贵的是，刘观涛先生致力搭起"传统的中医理论"和"特色的伤寒原著"鸿沟之间的桥梁，对于伤寒论的国际学术推广和非伤寒专业学子学用伤寒尤具特殊意义。

李赛美，教授、博士生导师。广州中医药大学经典临床研究所所长、伤寒教研室主任，国家重点学科"中医临床基础"学术带头人，国家中医药管理局重点学科"伤寒论"学科带头人。

目录

第三章　十大病位

第四章　百千病症

第五章　治病大法

第六章　医案故事

第一章 六经辨证

宋代伤寒学家许叔微说："伤寒治法，先要明表里虚实，能明此四字，则仲景三百九十七法可坐而定也。"

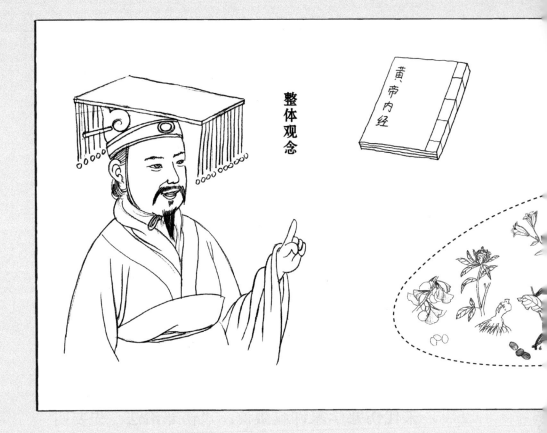

整体观念

黄帝内经

《黄帝内经》：中医之门从此启

  中医学有数千年的历史，现存最早的医学典籍为两千多年前战国时期的《黄帝内经》，标志着中医学"基本理论"的确立。《黄帝内经》提出了"整体观念"，以"实虚、寒热、气血津液；表里、上中下、脏腑经络等基本病机"的整体辨证来统摄局部病症，从整体来分析各个局部的病变，从整体来调治各个局部的功能，正如近代医学家祝味菊所云，"执简驭繁，以应无穷之变"。

  但《黄帝内经》仅载13方，详于"理法"而略于"方药"，远远不能满足后人运用方药治病救人的需要。

中医入门：一部伤寒医天下

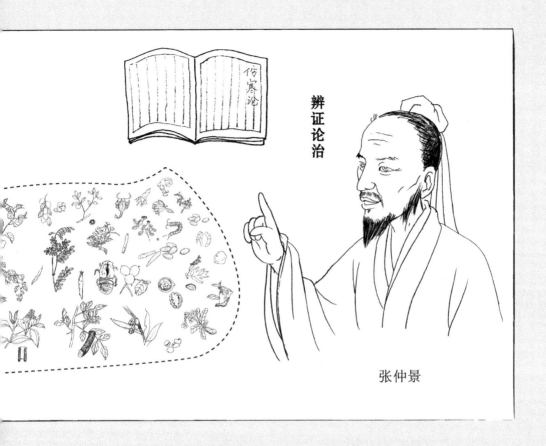

辨证论治

张仲景

《伤寒论》：三阳三阴最重要

距今一千八百多年前的东汉时期，张仲景所著《伤寒论》，"勤求古训，博采众方"，采集了诸多方剂，首次把"理法（辨证）"和"方药（论治）"完美地结合起来，标志着中医学"辨证论治"的确立。

在《伤寒论》这部书中，标题为"太阳病、阳明病、少阳病、太阴病、少阴病、厥阴病脉证并治"，故很多后人习惯于把《伤寒论》的三阳三阴辨证方法称为"六经辨证"。"三阳"即太阳病、阳明病、少阳病；"三阴"即太阴病、少阴病、厥阴病。

"六经辨证"囊括了中医界常用的八纲辨证、气血津液辨证、病因辨证（六淫等）、脏腑经络辨证等各类辨证方法。千百年来，历代名医的实践表明，学好《伤寒论》，是成为临床名医的正道和捷径！

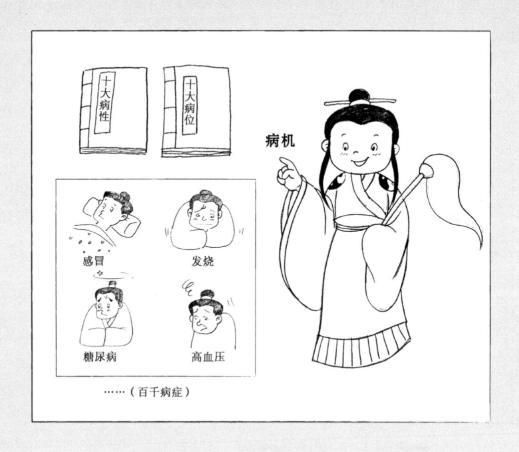

……（百千病症）

百千“病症”，辨证论治知“病机”

中医博大精深，高深莫测，能不能用最简单的说法，告诉我们中医到底是什么？

“病症”成百上千，千变万化。但是，中医却能化繁为简，只需辨明“病机”，即可对复杂多变的疾病“执简驭繁”。这就叫做“辨证论治”，也叫“辨证知机”。

中医的精髓是辨证论治，天下所有“病症”（即病名和症状，比如感冒、发烧、糖尿病、高血压，等等），皆可辨证为精简的“病机”（十大病性、十大病位）。

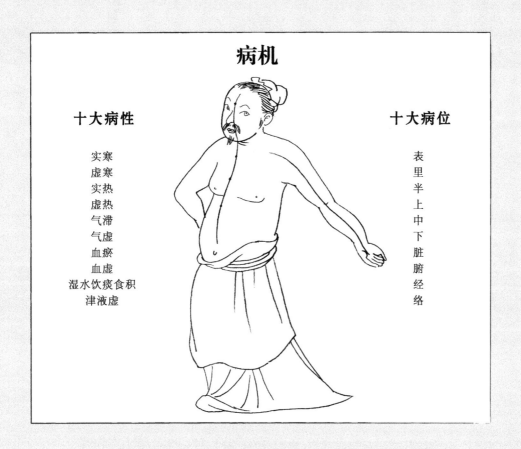

病机

十大病性

实寒
虚寒
实热
虚热
气滞
气虚
血瘀
血虚
湿水饮痰食积
津液虚

十大病位

表
里
半
上
中
下
脏
腑
经
络

病机，就是"十大病性"和"十大病位"

我们把中医比喻成一个大家庭的话，重点关注其中的"病性"之家和"病位"之家。

《道德经》云：道生一，一生二，二生三，三生万物。

天下所有的疾病，一言以蔽之，都可化繁为简：十大"病性"和十大"病位"。

十大病性为：实寒、虚寒；实热、虚热；气滞、气虚；血瘀、血虚；湿水饮痰食积、津液虚。

十大病位为：表、里、半（半，即半表半里）；上、中、下；脏、腑；经、络。

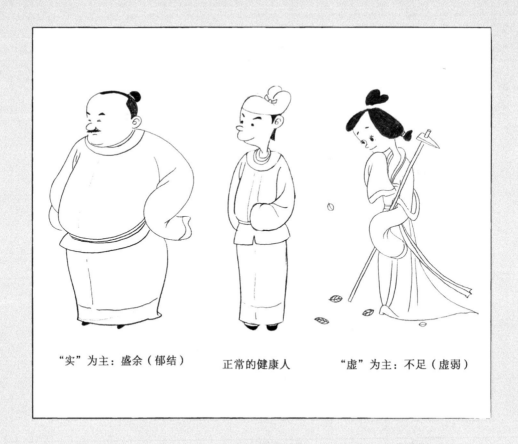

"实"为主：盛余（郁结）　　　正常的健康人　　　"虚"为主：不足（虚弱）

实、虚（虚实错杂）：病性之家的"父母"

如果把病性比喻成一个"家庭"，那么，病性之家的父亲和母亲就是"实"和"虚"。我们只需要记住一句话就行了：

"实"就是盛余（郁结），"虚"就是不足（虚弱）。

可千万别小看这句话，中医看病的时候，最为重要的就是判断"实和虚"。

《内经》说："邪气盛则实，精气夺则虚。"《景岳全书》说："虚实者，有余不足也。"

在实际生活中，绝大多数人并非"纯实"，也非"纯虚"，而是"实为主"、"虚为主"，还有"虚实错杂"的特殊情况（注：本书简称"杂"，下同）。

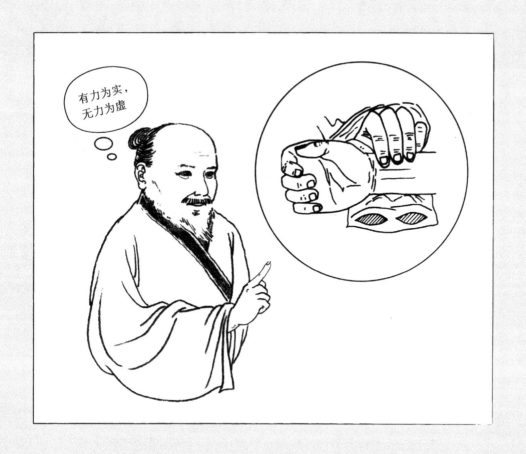

切脉诊断：有力为实，无力为虚

怎样才能看出一个人是"实"，还是"虚"呢？

中医在判断患者是"实"还是"虚"的时候，主要不是看他/她的体质壮实还是虚弱，而是看其本质——中医是通过摸脉（即切脉）、看舌（即望舌）来判断的。脉、舌才是判断实虚的最可靠的"裁判员"。

如果脉重按有力，就为盛余（郁结）之"实"；如果脉重按无力，就为不足（虚弱）之"虚"。

正常无病的脉，应该既不感觉"力度盛余之'有力'"，也不感觉"力度不足之'无力'"。而应该是摸起来"力度适中，应指和缓"。

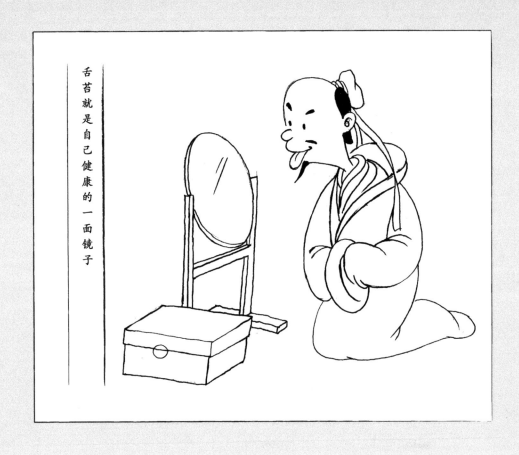

舌苔就是自己健康的一面镜子

望舌诊断：舌老、苔多为实，舌淡、苔少为虚

怎么看舌头来判断实虚呢？

大家都吃过煮鸡蛋或煎鸡蛋，如果煮鸡蛋或煎鸡蛋的火候"盛余"，鸡蛋就老；而如果火候"不足"，鸡蛋就嫩。

患者的舌苔，如果舌老、苔多（即厚腻），就为盛余之"实"；如果舌淡（或舌嫩）、苔少（或苔无），就为不足之"虚"。

舌苔就像一面镜子，能够反映出身体的实、虚状态。大家每天都可以伸出舌头，从镜子中观察、判断自己身体的"实"或"虚"，也可以给身边的家人、朋友进行判断。

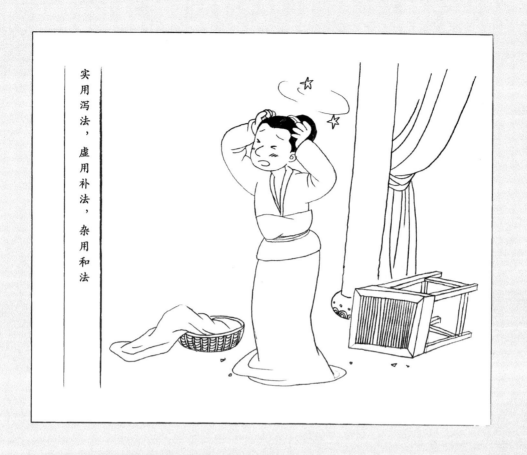

实用泻法，虚用补法，杂用和法

虚实错杂：偏实偏虚凭脉舌

对于实证（实为主）、虚证（虚为主）的治疗原则是：实则泻之，虚则补之。

但对于"虚实错杂"则容易顾此失彼，稍不小心就成大错！必须另辟蹊径，以"和解之法"而虚实兼顾。

那么，"虚实错杂"如何进行诊断呢？

"虚实错杂"偏实：脉偏重按有力；舌偏老、苔偏多（即厚腻）。

"虚实错杂"偏虚：脉偏重按无力；舌偏淡（或舌嫩）、苔偏少（或苔无）。

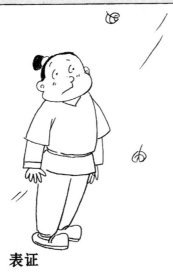

表证

　　脉浮；舌苔变化不明显（舌淡红，苔薄白）。
　　恶寒：新起恶风寒，或恶寒发热并见。
　　头项强痛[只供参考]：头身疼痛，喷嚏，鼻塞，流涕，咽喉痒痛，微有咳嗽、气喘。

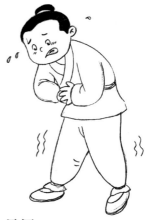

里证

　　凡非表证，就属里证，即所谓的"非表即里"。
　　无脉浮、无新起恶风寒或恶寒发热并见。

表、里：病位之家的"父母"

　　有趣的是，表证就像人的皮肤，只是薄薄的一层（只有太阳病）。而里证就像人身体里面的五脏六腑，包含很多内容（包含除"太阳病"之外的其他病：阳明病、少阳病、太阴病、少阴病、厥阴病）。

　　病在表，说明病情较轻，所以，表证只能是"实证"，而不能是"虚证"（也不能是"虚实错杂"）。

　　病在里，病情可轻可重，所以，里证既可是"实证"，也可是"虚证"（也可是"虚实错杂"）。

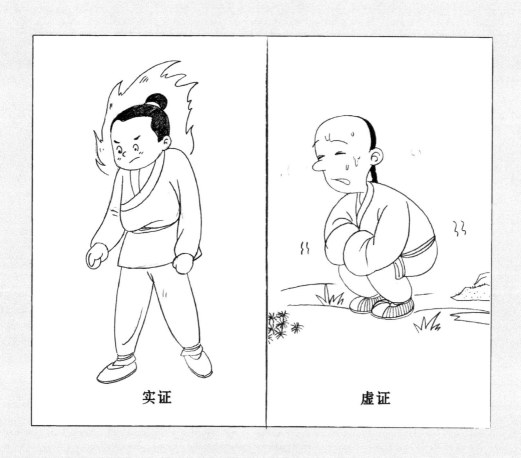

实证   虚证

疾病轻重：从实到虚（或虚实错杂），从表到里

    疾病轻重的发展，一般按照"从实到虚（或虚实错杂）"、"从表到里"的顺序，综合而论，即"从阳到阴"，说明疾病不断加重。

    所以，医生在看病的时候，**首先要看疾病是"实"还是"虚"（还是"虚实错杂"）？疾病在"表"，还是在"里"？**

    这是治病救人的大法！而相应的具体治法，则是"由虚（或虚实错杂）转实"、"由里出表"。恰好和人类得病的过程相反。

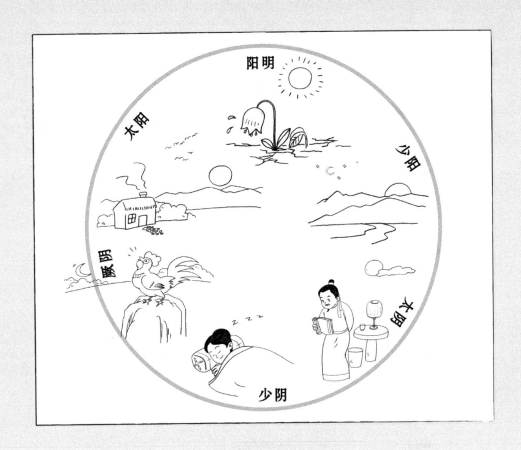

"病性病位"为六经，治病救人"指南针"

病性中最重要的"实虚（虚实错杂）"和病位中最重要的"表里"，组合成了《伤寒论》最为重要的三阳三阴——"六经"（即太阳病、阳明病、少阳病、太阴病、少阴病、厥阴病），六经辨证就像是治病救人的"指南针"，起到了判断"大方向"的巨大作用。

在《伤寒论》中，表证被称之为"太阳病"。里证是指除了"表证（即太阳病）"之外的其他病。

病 性			病 位
实	虚	杂	
实在表 [太阳病]			在表
实在里 （郁、结） [阳明病]	虚在里 （中焦；全身） [太阴病；少阴病]	杂在里 （偏实；偏虚） [少阳病；厥阴病]	在里

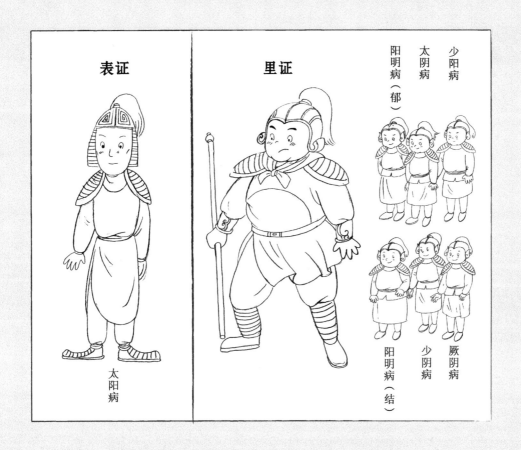

表证

里证

少阳病
太阴病
阳明病（郁）

厥阴病
少阴病
阳明病（结）

太阳病

病位在里："兵分两路"更精细

表证就像体表皮肤，里证像身体里面的诸多脏腑。

因为表证太单薄，不可以"兵分两路"。所以，表证只有"实在表"。【"实在表"为太阳病。太阳病不能再分为两类】

由于里证内容丰富，所以，每个里证都可以"兵分两路"。

"实在里"兵分两路：郁、结。【阳明病。"郁"是尚未结积，不可吐下；"结"是已经结积，可以吐下】

"虚在里"兵分两路：中焦、全身。【太阴病，少阴病】

"杂在里"兵分两路：偏实、偏虚。【少阳病，厥阴病】

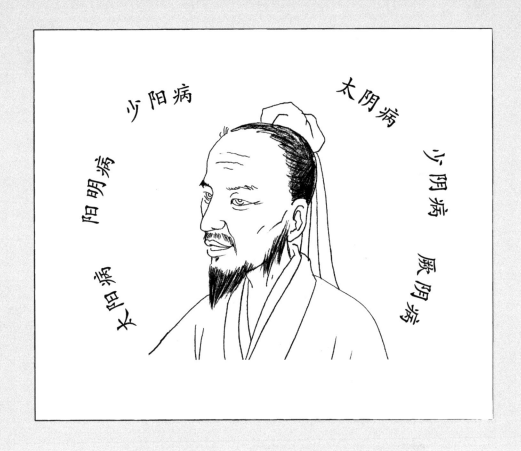

少阳病　太阴病　少阴病　厥阴病　阳明病　太阳病

六经"提纲"：一目了然诵伤寒

【实在表】　　太阳之为病，脉浮，头项强痛而恶寒。

【实在里（郁、结）】　　阳明之为病，胃家实是也。

【杂在里（偏实）】　　少阳之为病，口苦，咽干，目眩也。

【虚在里（中焦）】　　太阴之为病，腹满而吐，食不下，自利益甚，时腹自痛。若下之，必胸下结硬。

【虚在里（全身）】　　少阴之为病，脉微细，但欲寐也。

【杂在里（偏虚）】　　厥阴之为病，消渴，气上撞心，心中疼热，饥而不欲食，食则吐蛔。下之，利不止。

中医入门：一部伤寒医天下

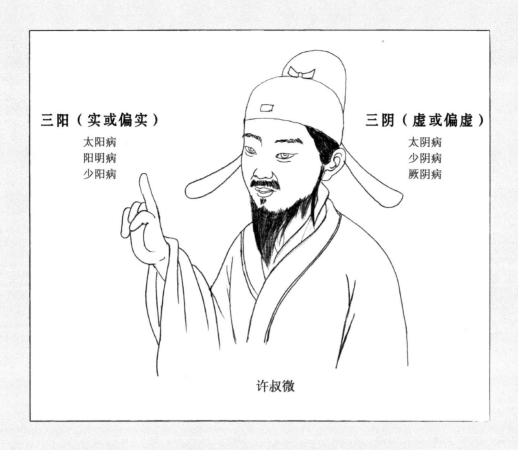

三阳（实或偏实）
　　太阳病
　　阳明病
　　少阳病

三阴（虚或偏虚）
　　太阴病
　　少阴病
　　厥阴病

许叔微

许叔微："伤寒治法，先要明表里虚实"

医生看病，最重要的是看病性和病位。

看病性：疾病是"实"还是"虚"，还是"虚实错杂"？

看病位：疾病在"表"，还是在"里"？

这样，就很容易把复杂的百千病症，简化为像"指南针"一样重要的"六经"（也称为"三阳三阴"）。

在表类：实在表（为太阳病）。

在里类：实在里（郁结，为"阳明病"）；虚在里（中焦，为"太阴病；全身为"少阴病"）；杂在里（偏实为"少阳病；偏虚为"厥阴病"）。

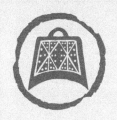

第二章 十大病性

　　隶属于"三阳三阴"的"十大病性"（寒、热、气、血、津液之实虚）和 "十大病位"（表、里、半，上、中、下；脏、腑；经、络）为治病救人提供了更为精准的"金手指"和"银手指"。

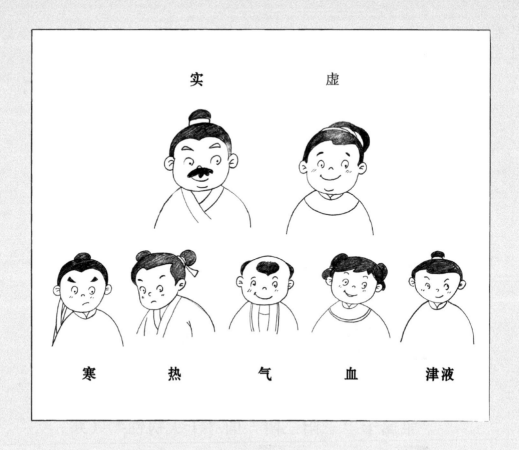

病性：治病救人"金手指"

"病性之家"，最重要的是父母——"实（盛余）、虚（不足）、虚实错杂"。

除了父母之外，还有五个兄弟姐妹：寒、热、气、血、津液。

病性家庭"全家福"（按"寒热气血津液"分类）

父母	实				虚（虚实错杂）				
兄弟姐妹	寒		热		气		血		津液
病性"金手指"	实寒	虚寒	实热	虚热	气滞	气虚	血瘀	血虚	湿水饮痰食积	津液虚

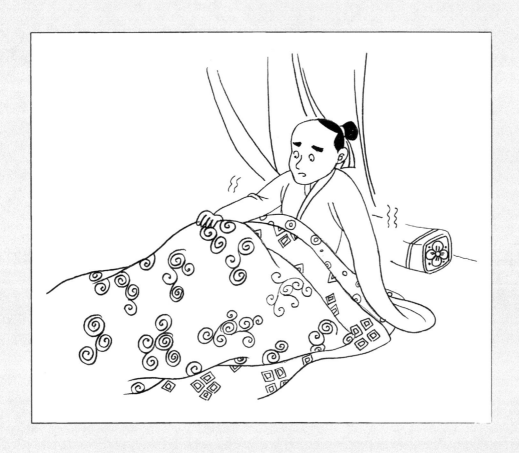

"寒证"特征"冷清凉"

　　"寒"就是寒冷，大家都有这样的体会，伤寒感冒的时候，可能会冷得发抖。寒证的特点是"冷、清、凉"。【寒证分为实寒和虚寒，实寒则脉舌为实，虚寒则脉舌为虚。】

　　脉紧或迟；舌淡，苔白而润，面色白。
　　易伤阳气：恶寒，畏寒，冷痛，喜暖，肢冷蜷卧。
　　不伤阴液：口淡不渴，痰、涎、涕清稀，小便清长，大便稀溏。

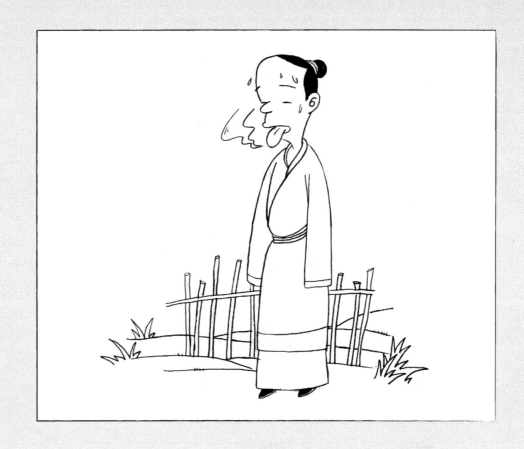

"热证"特征"温暖火"

　　"热"就是火热，很多人都有发烧的经历，全身热得难受，或者有"上火"的经历，口舌生疮、咽喉疼痛等。热证的特点是"温、暖、火"。【热证分为实热和虚热，实热则脉舌为实，虚热则脉舌为虚。】

脉数；舌红，苔黄燥少津，面赤。
不伤阳气：发热，恶热喜冷，口渴欲饮，烦躁不宁。
易伤阴液：痰、涕黄稠，小便短黄，大便干结。

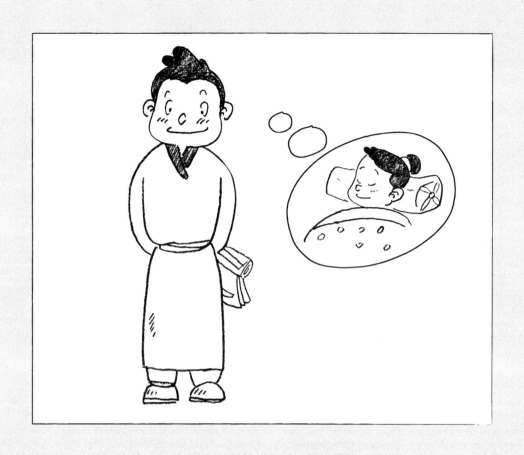

且记"平证"莫遗漏

　　不寒不热是最舒服的，这就是"平"。就像每个人有时"欢笑"，有时"忧伤"，也有时"平静"（既不欢笑，也不忧伤）。"平"与"寒"、"热"都存在。【"平"融于"气血津液的实虚"之中。气血津液的实虚，既可能为寒，也可能为热，也可能不寒不热。不寒不热的"气滞、气虚，血瘀、血虚，湿水饮痰食积、津液虚"，就是我们所说的"平"。所以，往往可以不必把"平"单列出来。】

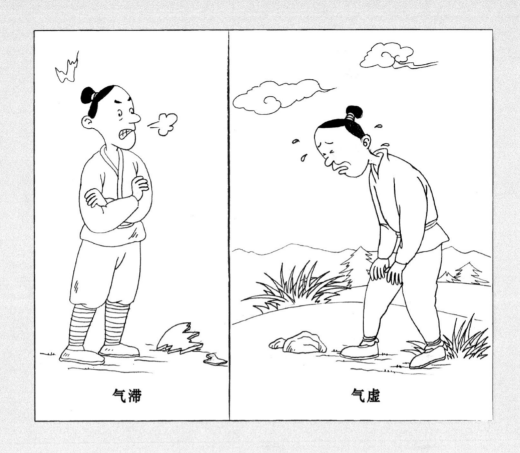

气滞　　　　　　　　　气虚

气滞、气虚为"气证"

　　"气"：俗话说"人活一口气儿"，要是"气"盛余，心里老窝着气儿，中医学里叫做"气滞"，该消消气了；而要是"气"不足，就像跑步消耗很大，上气不接下气，那就是"气虚"。【气证分为气滞和气虚，气滞则脉舌为实，气虚则脉舌为虚。】

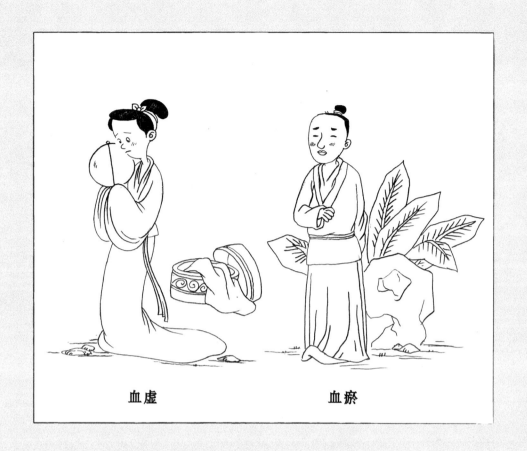

血虚　　　　　　　　　　　血瘀

血瘀、血虚乃"血证"

　　"血"：如果"血"盛余（实），嘴唇发紫，脸色发黑，那就是"血瘀"；如果一个人面无血色，那就是"血"不足，即"血虚"。【血证分为血瘀和血虚，血瘀则脉舌为实，血虚则脉舌为虚。】

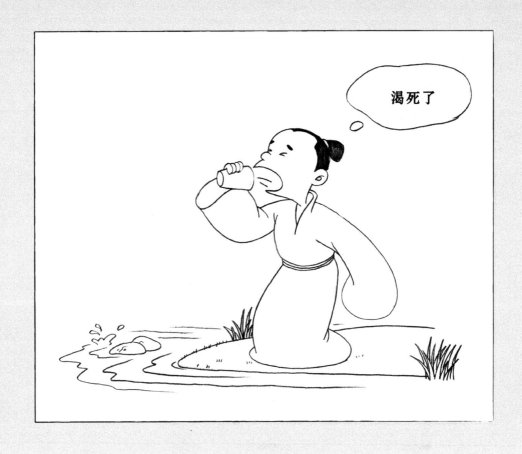

湿水、津虚"津液证"

"津液"，也常简称"津"，或简称"液"。如果一个人面肿眼肿甚至全身水肿，那就是津液盛余（实），即"湿水饮痰食积"；如果皮肤干燥、干咳少痰，那就是津液不足，即"津液虚"。【津液证分为湿水饮痰食积和津液虚，湿水饮痰食积则脉舌为实，津液虚则脉舌为虚。】

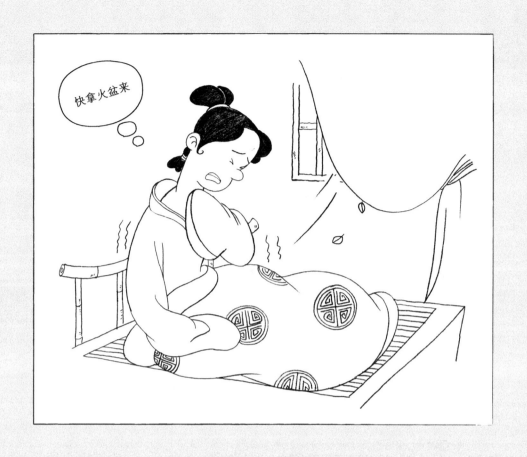

实寒证【阴盛】

脉弦紧，舌苔白。

实寒在表：脉浮紧。恶寒重，或伴发热，无汗，头身疼痛，鼻塞或流清涕。

实寒在里：脉沉紧甚至脉伏，面色白甚或青。或在肺：咳嗽、哮喘、咯稀白痰；或在胃肠：脘腹疼痛、肠鸣腹泻、呕吐；或在全身：肢体厥冷、局部拘急冷痛，无汗，口不渴，小便清长。

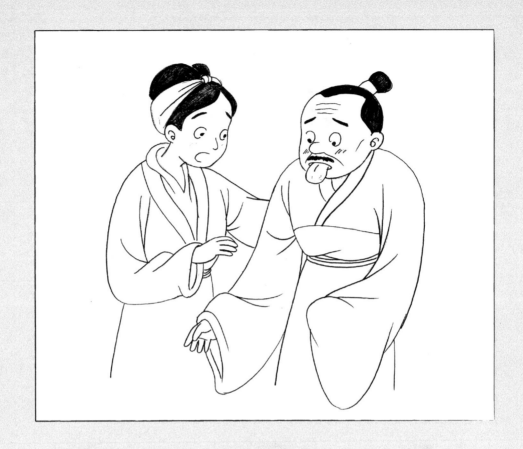

虚寒证【阳虚】

脉沉迟（或为细数）无力。舌淡胖，苔白滑。面色淡白。

冷凉喜热：畏冷，肢凉，或喜热饮。

尿清便溏：口淡不渴，或自汗，小便清长或尿少不利，大便稀薄。

【可兼有神疲、乏力、气短等气虚的表现。】

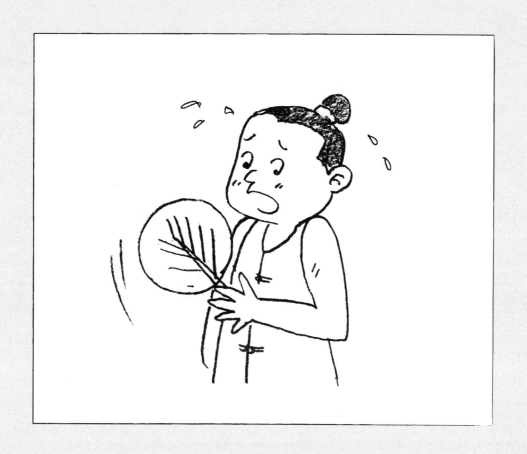

实热证【阳盛】

脉数有力（洪数、滑数、弦数等），舌红或绛，苔黄干燥或灰黑。面色赤。

常规症状：发热恶热，烦躁，口渴喜饮，汗多，大便秘结，小便短黄，胸腹灼热。

重急症状：甚者或见神昏、谵语，惊厥、抽搐，吐血、衄血，痈肿疮疡。

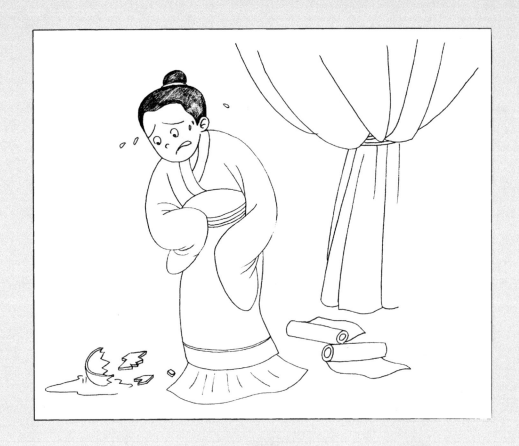

虚热证 【阴虚】

脉细数，舌红少津或少苔。形体消瘦。

温热少津：口燥咽干，两颧潮红，五心烦热，潮热，盗汗，小便短黄，大便干结等。

上火心烦：心烦。

注意：因为津液虚、阴虚【虚热】的界限多数时候不明显，津液虚多半会转化为虚热，所以，很多人（包括教材）也习惯把"津液虚、阴虚"统称为"阴虚"。此统称的阴虚，实际上包括"津液虚和虚热【阴虚】"。

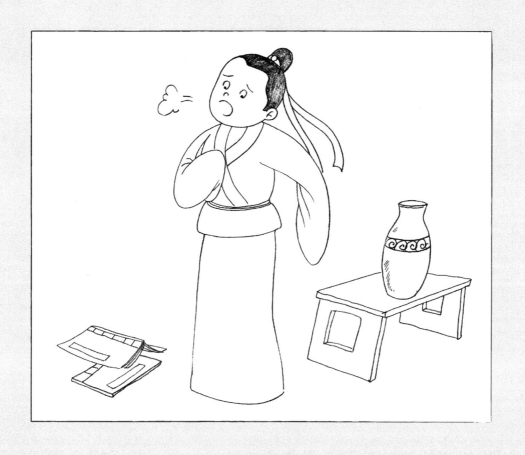

气滞证

脉象多弦，舌象可无明显变化。

情绪变化：症状随情绪变化而增减。或有手脚凉现象。

胀闷疼痛：胸胁、脘腹等处或损伤部位的胀闷或疼痛，疼痛性质可为胀痛、窜痛、攻痛，症状时轻时重，部位不固定，按之一般无形，痛胀常随嗳气、肠鸣、矢气等而减轻。

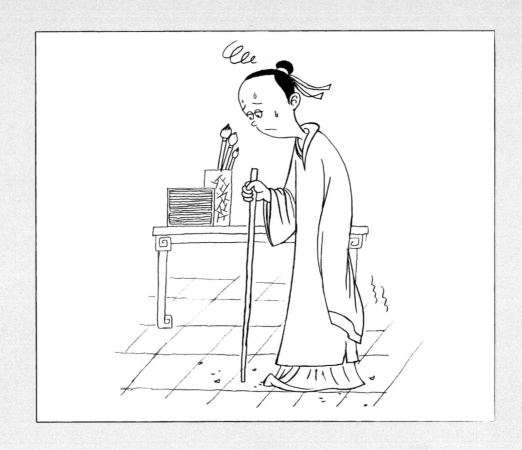

气虚证

脉虚，舌质淡嫩。精神疲惫，少气懒言。

气短乏力：气短声低，少气懒言，精神疲惫，体倦乏力。或有头晕目眩，自汗。甚至自觉气坠，或脏器下垂。

动则加重：动则诸症加重。

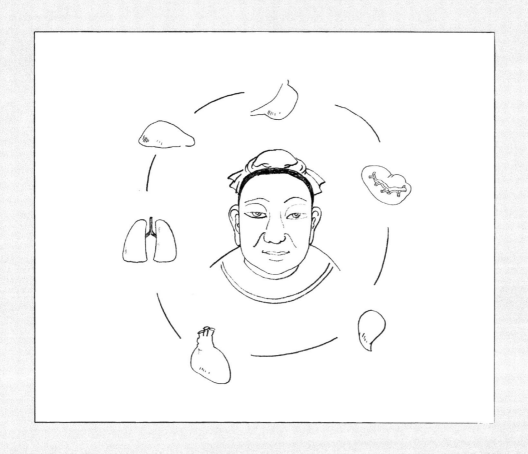

血瘀证

　　脉多细涩或结、代、无脉，舌有紫色斑点、舌下络脉曲张。面色黧黑，或唇甲青紫。

　　痛肿血色：疼痛特点是刺痛，痛处拒按，固定不移，常在夜间痛甚；肿块性状是，在体表者包块色青紫，体内者触感质硬而推之不移。出血特征是，出血反复不止，色紫暗或夹血块，或大便色黑如柏油状，或妇女血崩、漏血；瘀血特征是，皮下紫斑，或肌肤甲错，或腹露青筋，或皮肤出现丝状红缕。

　　精神狂躁：其人如狂。

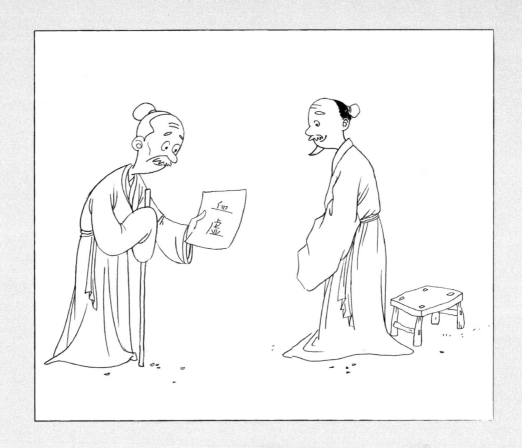

血虚证

脉细无力，舌质淡白。

血少色白：手足发麻，或见眼花、两目干涩。或妇女月经量少、色淡、延期甚或经闭。面色淡白或萎黄，眼睑、口唇、舌质、爪甲的颜色淡白。

心神不宁：心悸，头晕，多梦，健忘，神疲。

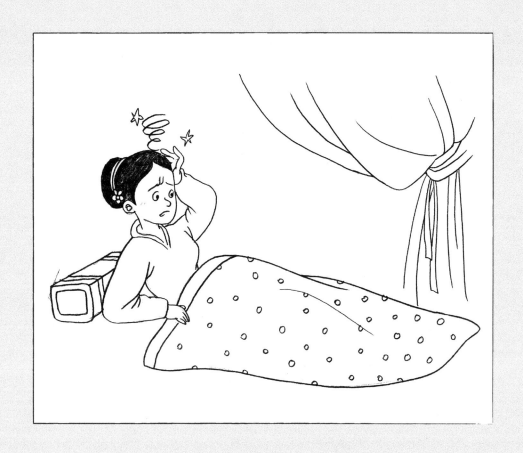

湿证

脉濡缓或细，舌苔滑腻，面色晦垢。

闷重酸困：头昏沉如裹，嗜睡，身体困重，胸闷脘痞，口腻不渴，纳呆，恶心，肢体关节、肌肉酸痛。

湿浊趋下：大便稀，小便浑浊。或为局部渗漏湿液，或皮肤出现湿疹、瘙痒，妇女可见带下量多。

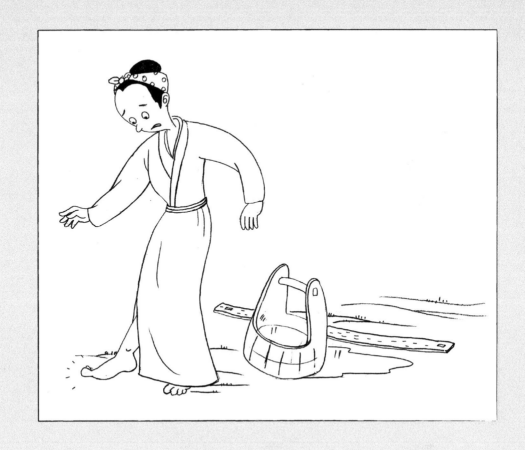

水证

脉濡缓，舌淡胖，苔白滑，头面水肿。

水肿腹水：头面、肢体甚或全身水肿，按之凹陷不易起，或为腹水而见腹部膨隆，叩之音浊。

尿少身重：小便短少不利，身体困重。

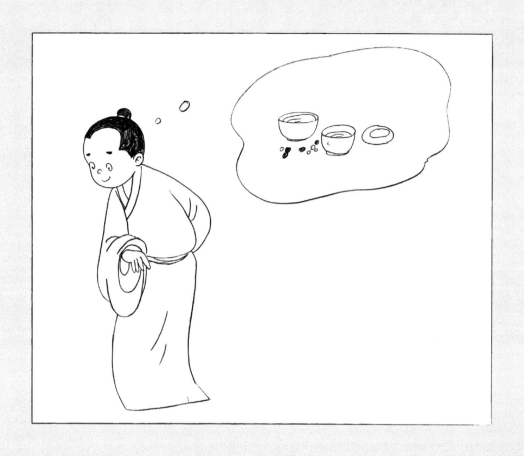

饮证

脉弦或滑，舌苔白滑。

饮在管腔四肢：

　　【饮在胃肠（狭义痰饮）】泛吐清水，脘腹痞胀，腹部水声辘辘。

　　【饮在胸胁（悬饮）】肋间饱满，咳唾引痛，胸闷息促。

　　【饮在心包（支饮）】胸闷心悸，气短不得卧。

　　【饮在肺】胸部紧闷，咳吐清稀痰涎，或喉间哮鸣有声。

　　【饮在四肢（溢饮）】当汗出而不汗出，身体、肢节疼重。

饮邪内阻：清阳不能上升，则见头目眩晕。

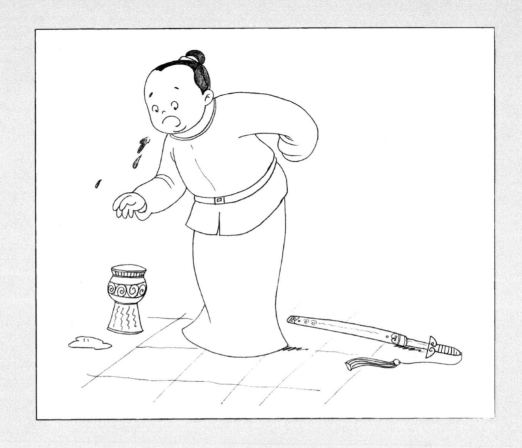

痰证

脉滑，舌苔腻。

痰闷晕胖：咳嗽痰多，痰质黏稠，胸脘痞闷，呕恶，纳呆，或头晕目眩，或形体肥胖，或某些部位出现圆滑柔韧的包块等。

神昏错乱：神昏而喉中痰鸣，或神志错乱而为癫、狂、痴、痫。

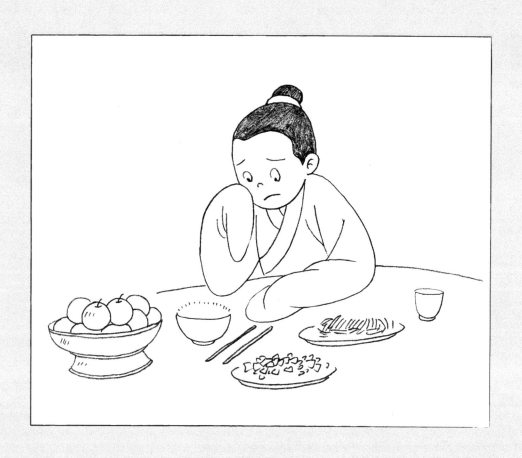

食积证

脉滑或沉实，舌苔厚腻。

痞胀疼痛： 脘腹胀满疼痛、拒按。

呕泻酸腐： 厌食，嗳腐吞酸，呕吐酸馊食物，吐后胀痛得减。或腹痛，肠鸣，矢气臭如败卵，泻下不爽，大便酸腐臭秽。

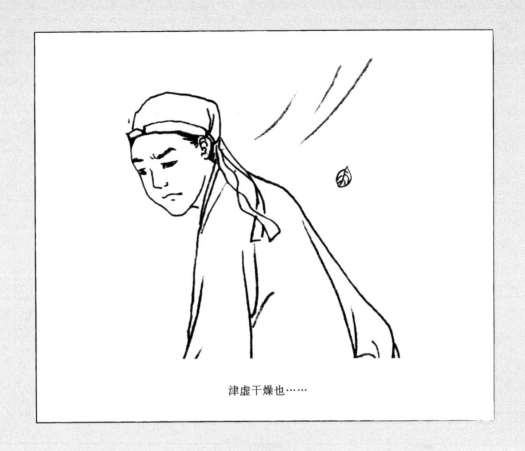

津虚干燥也……

津液虚（燥）证

脉细数无力，舌红，舌干。

干燥干咳：口鼻、唇舌、咽喉、皮肤、大便等干燥，皮肤枯瘪而缺乏弹性，口渴欲饮水，小便短少而黄。干咳少痰、痰黏难咯。
拘挛疼痛。

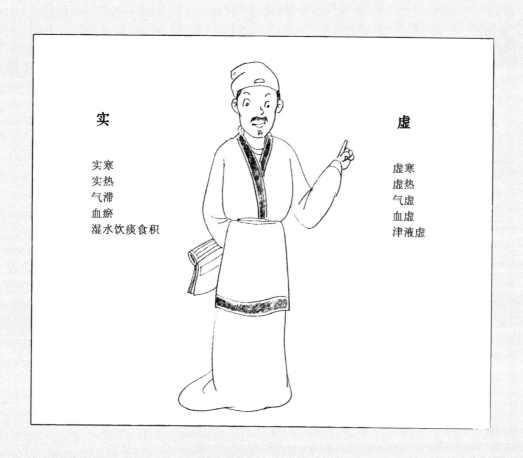

实

实寒
实热
气滞
血瘀
湿水饮痰食积

虚

虚寒
虚热
气虚
血虚
津液虚

又见病性"全家福"

病性的"金手指"，既可以按照"'寒、热、气、血、津液'之'实、虚'"来分类（请见前面P18的病性家庭"全家福"），也可以按照"'实、虚'之在'寒、热、气、血、津液'"来分类，即"实证"类别为实寒、实热、气滞、血瘀、湿水饮痰食积；"虚证"类别为虚寒、虚热、气虚、血虚、津液虚。

病性家庭"全家福"（按"实虚"分类）

父母	实					虚（虚实夹杂）				
兄弟姐妹	寒	热	气	血	津液	寒	热	气	血	津液
病性"金手指"	实寒	实热	气滞	血瘀	湿水饮痰食积	虚寒	虚热	气虚	血虚	津液虚

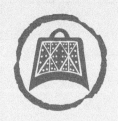

第三章 十大病位

有人会问：病性和病位，哪个更重要呢？

其实，两者同等重要。只不过，大家要记住，病位有时是固定不移的，有时是变化不定的。

如果硬要把病性和病位做个比较的话，我们把病性称为金手指，而把病位称为银手指。相对而言，病性要比病位的重要程度大一些。

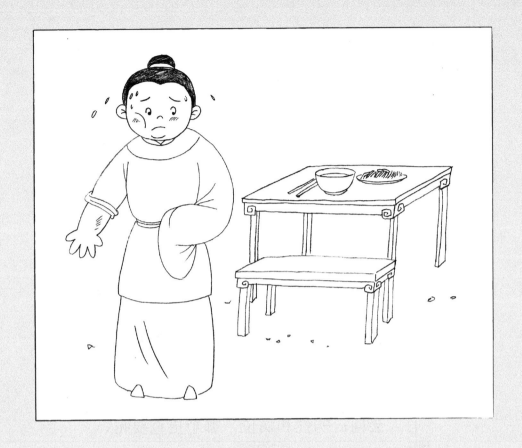

病位：治病救人"银手指"

很多时候，病位是固定的，同样一个"热"的病性，可以分布于不同的病位，所以《方剂学》教材"清脏腑热"一节中，有导赤散、清心莲子饮、龙胆泻肝汤、泻青丸、当归龙荟丸、左金丸、戊己丸、香连丸、苇茎汤、桔梗汤、泻白散、葶苈大枣泻肺汤、清胃散、泻黄散、玉女煎、葛根黄芩黄连汤、芍药汤、黄芩汤、白头翁汤之分。此时治疗针对病性也要针对病位。

但我们不能忽视的是，很多时候病位是可以变化的，比如，病性为痰，其临床表现多样，"在肺则咳，在胃则呕，在头则眩，在心则悸，在背则冷，在胁则胀，其变不可胜穷也。"（《医方集解》）此时治疗则主要针对病性，而不需针对病位，因为此时病位可以变化不定。

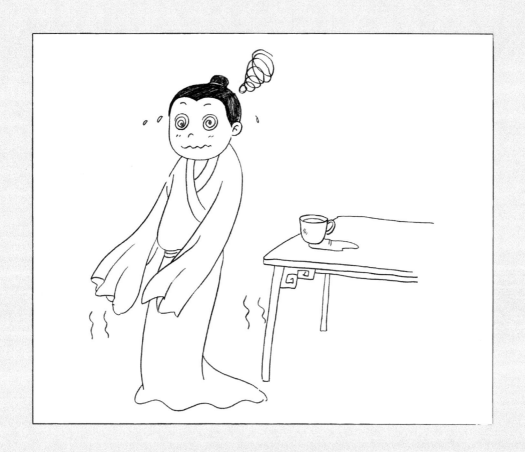

表、里、半之病位

　　表证、里证，前已叙及；半表半里证（简称"半"），也称为"少阳病证"，即"杂在里（偏实）"。

　　里之孔窍：口苦，咽干，目眩。

　　里之少阳经脉：胸胁苦满；脉弦。

　　虚实错杂（偏实）：往来寒热；嘿嘿不欲饮食，心烦喜呕。

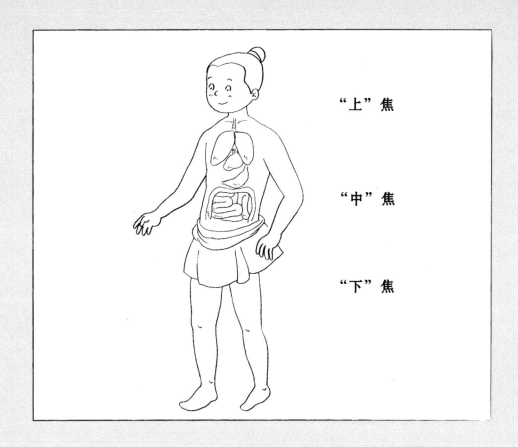

"上"焦

"中"焦

"下"焦

上、中、下之病位

"上中下"三焦包含了上至头、下至足的整个人体。

上：肺、心等

"上焦"是膈以上的胸部（包括肺、心两脏）以及头面部。

中：脾胃、肝胆等

"中焦"是膈以下、脐以上的上腹部（包括脾胃、肝胆等脏腑）。

下：肾、膀胱、大肠、小肠等

"下焦"是脐以下的部位（包括肾、膀胱、大肠、小肠，以及胞宫、精室等脏腑）以及下肢。

＊注意：上中下三焦，有《伤寒杂病论》的分类方法（即本书作者的分类），也有《温病条辨》的分类方法（即上焦：肺、心包；中焦：脾胃；下焦：肝、肾）。请注意这两种方法对三焦的分类有所不同。

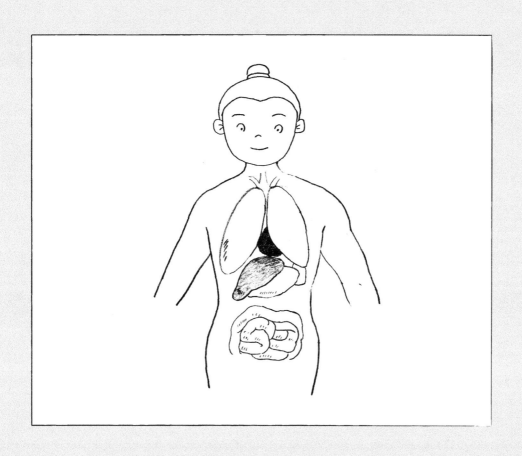

脏、腑之病位

脏腑，分为"脏"（肺、心、脾、肝、肾）和"腑"（大肠、小肠、胃、胆、膀胱）两大类。

六经	所涉脏腑
太阳病【实在表】	肺
阳明病【实在里（郁结）】	胃、大肠
少阳病【杂在里（偏实）】	胆
太阴病【虚在里（中焦）】	脾
少阴病【虚在里（全身）】	肾、心
厥阴病【杂在里（偏虚）】	肝

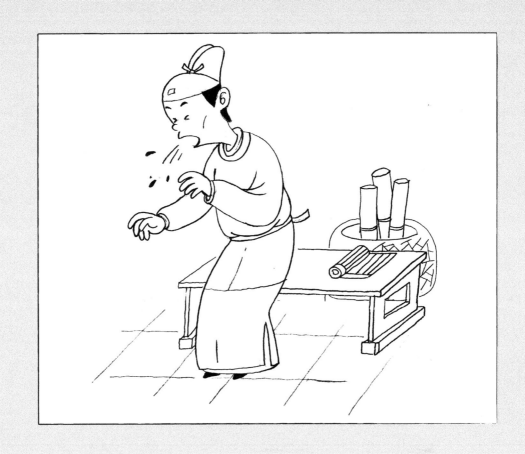

肺

肺的病变：主要反映在肺系，呼吸功能失常，宣降功能失调，通调水道、输布津液失职，以及卫外机能不固等方面。

常见症状：咳嗽，气喘，咯痰，胸痛，咽喉痒痛，声音变异，鼻塞流涕，或水肿等，其中以咳喘更为多见。

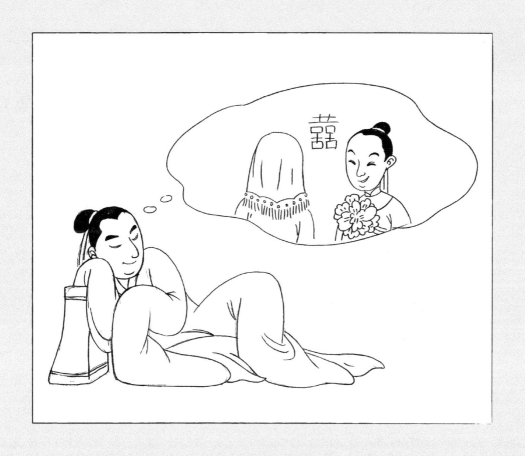

心

心的病变：主要反映在心脏本身及其主血脉功能的失常，心神的意识思维等精神活动的异常。

常见症状：脉结或代或促，心悸、怔忡、心痛；心烦、失眠、多梦、健忘、神昏、神识错乱等。此外，某些舌体病变，如舌痛、舌疮等，亦常责之于心。

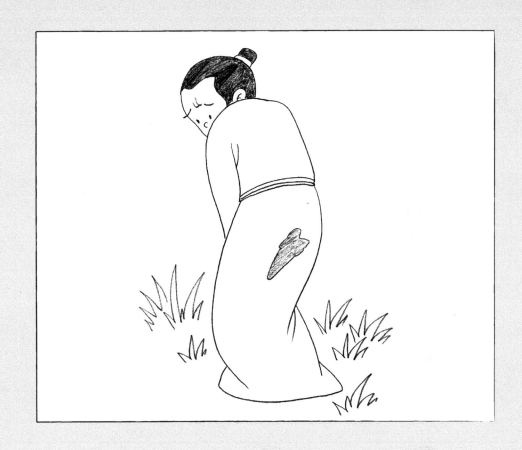

脾

脾的病变：主要以运化、升清功能失职，致使水谷、水液不运，消化功能减退，水湿潴留，化源不足，以及脾不统血，清阳不升为主要病理改变。

常见症状：腹胀腹痛，不欲食而纳少，便溏，浮肿，肢体困重，内脏下垂，慢性出血等。

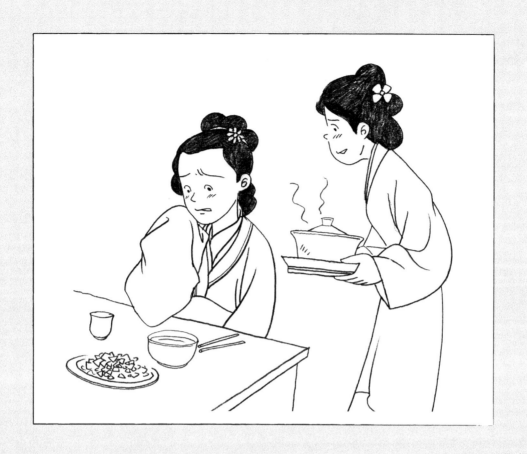

胃

胃的病变：主要反映在受纳、腐熟功能障碍及胃失和降，胃气上逆。

常见症状：食纳异常，胃脘痞胀疼痛，恶心呕吐，嗳气，呃逆等。

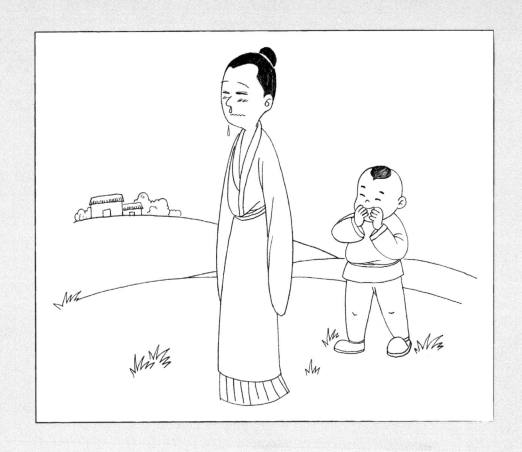

肝

肝的病变： 主要反映在疏泄失常，气机逆乱，精神情志变异，消化功能障碍；肝不藏血，全身失养，筋膜失濡，以及肝经循行部位经气受阻等多方面的异常。

常见症状： 精神抑郁，烦躁，胸胁、少腹胀痛，头晕目眩，巅顶痛，肢体震颤，手足抽搐，以及目疾，月经不调，睾丸疼痛等。

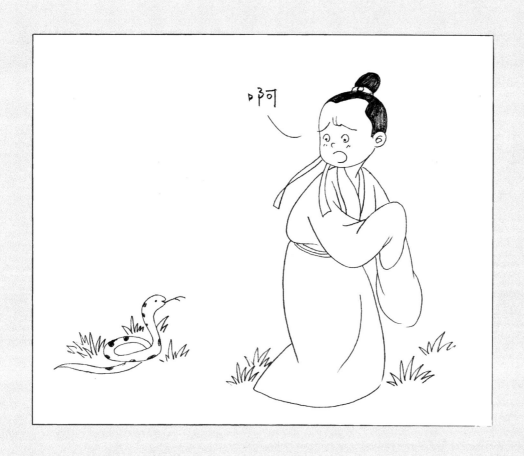

胆

胆的病变：主要反映在影响消化和胆汁排泄、情绪活动等的异常。

常见症状：口苦、黄疸，胆怯、易惊等。

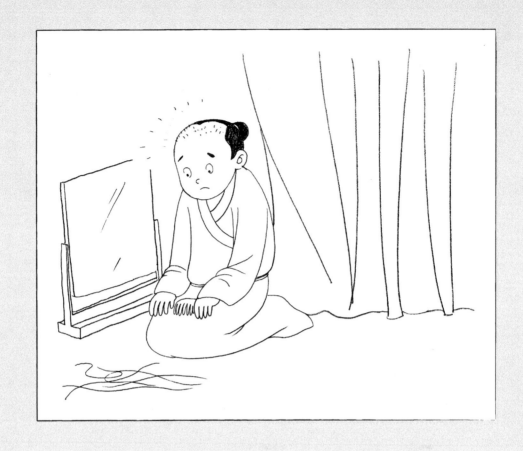

肾

肾的病变：肾以人体生长发育迟缓或早衰，生殖机能障碍，水液代谢失常，呼吸功能减退，脑、髓、骨、发、耳及二便功能异常为主要病理变化。

常见症状：腰膝酸软或疼痛，耳鸣耳聋，齿摇发脱，阳痿遗精，精少不育，经闭不孕，水肿，呼吸气短而喘，二便异常等。

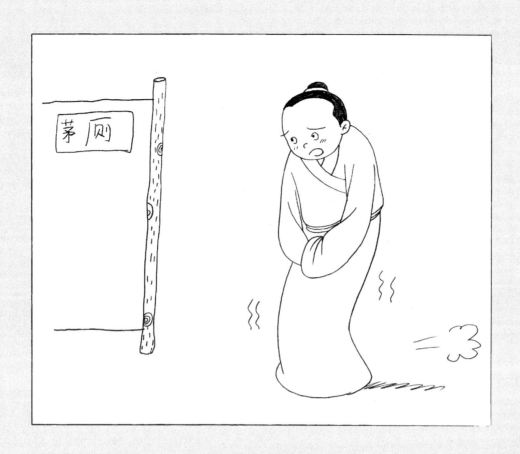

膀胱

膀胱的病变：主要反映在排尿功能的异常。
常见症状：尿频、尿急、尿痛、尿闭等。

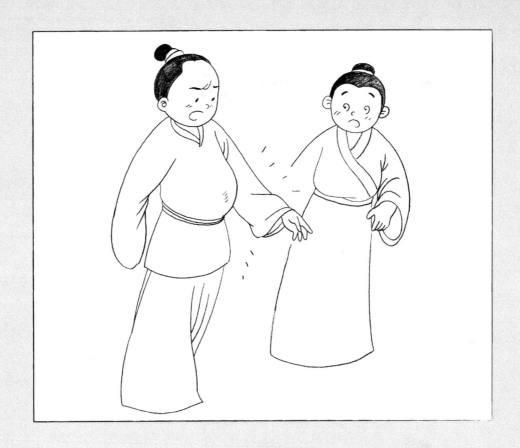

大肠（与上焦"肺"相表里）

大肠的病变：主要反映在传导功能的失常。
常见症状：便秘、腹泻、便下脓血以及腹痛、腹胀等。

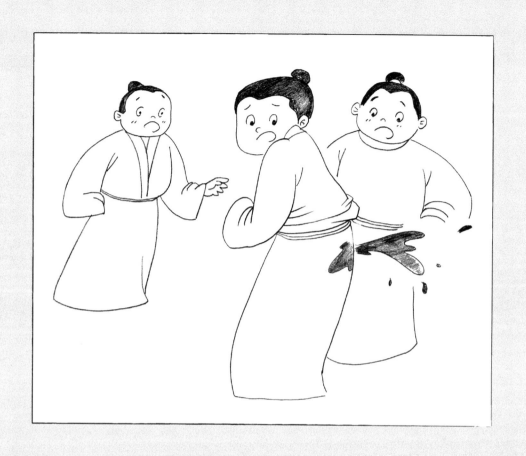

小肠（与上焦"心"相表里）

小肠的病变：主要反映在泌别清浊功能和气机的失常。

常见症状：腹胀、肠鸣、腹痛、腹泻等。

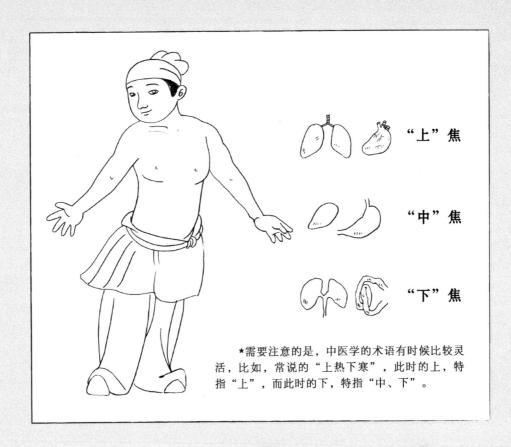

"上"焦

"中"焦

"下"焦

★需要注意的是，中医学的术语有时候比较灵活，比如，常说的"上热下寒"，此时的上，特指"上"，而此时的下，特指"中、下"。

摸脉判病位

有趣的是，病位能够在摸脉上形象地体现出来。

疾病的部位分为"上、中、下"（包括更精细的"脏、腑"），那么，在摸脉的时候，可由脉之寸关尺，判断病位的上中下。

病位在"上"焦（身躯上部，含肺、心，统括胸以上及头部的疾病），对应到"寸脉"。

病位在"中"焦（身躯中部，含脾胃、肝胆，统括膈以下至脐以上部位的疾病），对应到"关脉"。

病位在"下"焦（身躯下部，含肾、膀胱、大肠、小肠，统括脐以下至足部疾病），对应到"尺脉"。

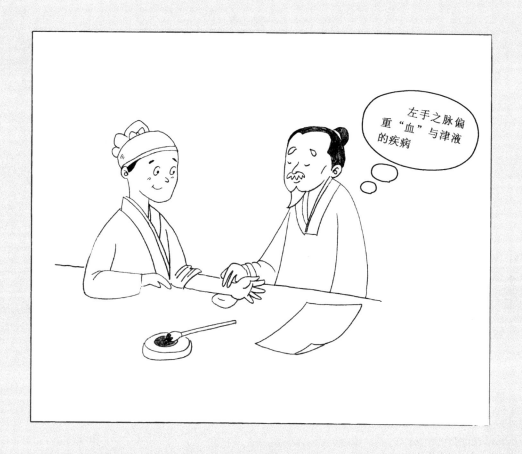

左右察脏腑

中医学家历经几千年的实践，发现左右手的脉还能诊断出更精细的脏腑病位。

	左手 [偏于血（津液）]	右手 [偏于气]
寸脉（上）	心	肺
关脉（中）	肝胆	脾胃
尺脉（下）	肾、膀胱、小肠	肾、大肠

此外，中医学家还发现：右手之脉偏于气，左手之脉偏于血（含津液）。——所以，中医在诊病的时候，可以让病人先伸出右手来摸脉，偏重于判断"气"的疾病；然后再让病人伸出左手来摸脉，偏重于判断"血（含津液）"的疾病。

　　"经脉"是经络系统的主干，主要有十二正经（即"十二经脉"）、十二经别、奇经八脉（含任脉、督脉等）三类。

　　"络脉"是经脉的小分支，主要有"别络、浮络、孙络"三类。

　　★有部分学者认为：《伤寒杂病论》中的"六经"就是经络（即十二经脉，手足各六经）。但本书作者认为：《伤寒杂病论》六经为病性、病位（八纲气血津液）的结合体，而非仅指经络，经络只能作为病位的参考。

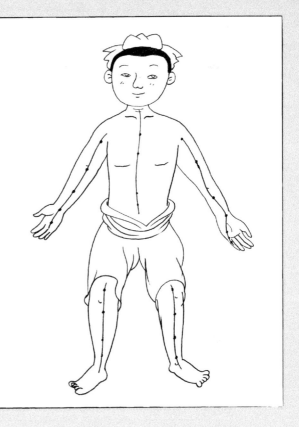

经、络之病位

经络，分为"经脉"和"络脉"两大类。经络最重要的是"十二经脉"。

"经络（十二经脉）"与脏腑、三焦对应关系如下表：

	脏　[经络]		腑　[经络]	
上焦	肺　[手]太阴肺经		大肠　[手]阳明大肠经	手（上肢）
	心包　[手]厥阴心包经		三焦　[手]少阳三焦经	
	心　[手]少阴心经		小肠　[手]太阳小肠经	
中焦	脾　[足]太阴脾经		胃　[足]阳明胃经	足（下肢）
	肝　[足]厥阴肝经		胆　[足]少阳胆经	
下焦	肾　[足]少阴肾经		膀胱　[足]太阳膀胱经	

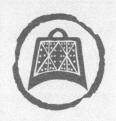

第四章 百千病症

对于辨证论治而言，病机就是"病性"和"病位"，所以，也可以把辨证论治称为"辨证知机"。而病症只是作为辨证论治的参考，重要程度和病机自然无法比肩而立。所以，病性被称为"金手指"，病位被称为"银手指"，而病症则被称为"铜手指"、"铁手指"……

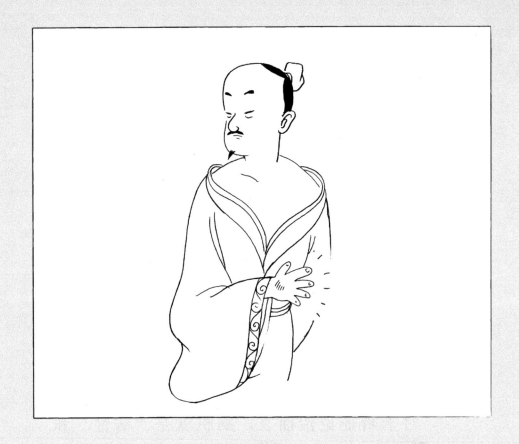

病症：治病救人"铜手指"、"铁手指"……

　　百千病症，无非"病机"而已。比如，治疗感冒和治疗癌症的方子，没有什么本质的区别，如果病症的病机是实寒在表，则皆可用麻黄汤；如果病症的病机是虚寒在里，则皆可用理中汤、四逆汤。无论疾病为肿瘤，还是糖尿病，皆应以"辨证知机"为核心。

　　当然，病症本身也可以作为"辨证知机"的参考。相对于"病机"（病性和病位）的"金手指"、"银手指"，"病症"对于辨证论治的重要性，只能用"铜手指"、"铁手指"（民间有所谓"破铜烂铁"之谚语）来形容。

　　病症有成百上千，成千上万，本书在此仅列举常用的十类。

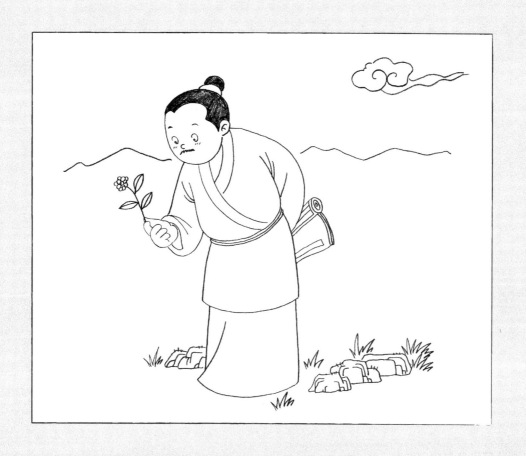

风症："风性动摇"找病机

中医界有"风寒暑湿燥火"的说法，并特别突出"风为百病之长"。

"风症"，是指符合"风性动摇、善变"特征之症状。症状如：眩晕，震颤，四肢抽搐，口眼㖞斜，语言謇涩，半身不遂；肌肤瘙痒，肢体麻木，筋骨挛痛，关节屈伸不利。

"风症"，在病性上既包括实证，也包括虚证；在病位上既可偏于表证（古人常用"风"来指代"表证"，所谓风寒、风热、风燥、风湿／风水等），也可偏于里证。"风症"缺乏自己的独立性，治疗的时候更多考虑治其致病之病机，比如，风症由血证所致，则"治风先治血，血行风自灭"。所以，后世所言"风证"应该改为"风症"，不能作为辨证之证，而只能作为症状之症。

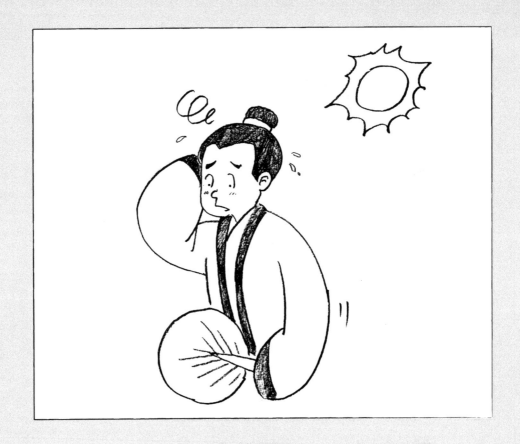

暑症：六淫皆可归"病机"

  "风寒暑湿燥火"六淫，其实都可划归"病机"之中，特别是划归到"十大病性"：寒证（实寒、虚寒）、热证（实热、虚热）、气证（气滞、气虚）、血证（血瘀、血虚）、津液证（湿水饮痰食积、津液虚）。

  作为"风寒暑湿燥火"，寒即为"实寒证"，湿即为"湿证"，燥即为"津液虚证"，火即为"实热证"。

  "暑"为感受炎热夏天或类似炎夏环境而发生的疾病，多为实热里证，常易导致气虚在里证、津液虚在里证，并常兼湿在里证，亦常兼表证。所以，可以把"暑"合并到前面我们所讲的"病机"之中。

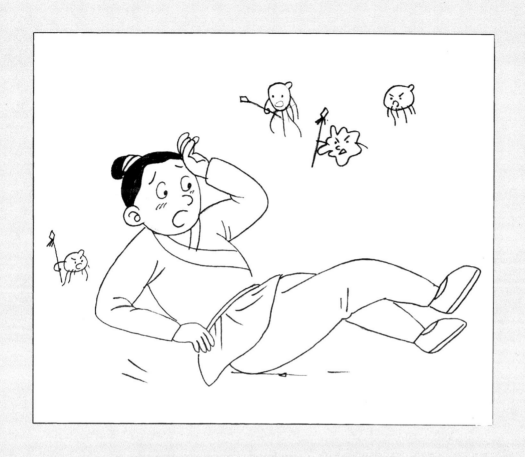

病因："外感内伤"问症状

　　病因主要为外感和内伤，"外感"即风寒暑湿燥火六淫、疫疠；"内伤"即七情、饮食、劳逸。此外，病因还包括"病理产物"（痰饮、瘀血、结石）和"其他病因"（外伤、诸虫、药邪、医过、先天因素）。

　　病因和病机水乳交融，但病因毕竟不是病机。所以，诊断疾病的时候，不妨把病因放入"问诊"之中，通过病因所表现的"症状"，来分析疾病的"病机"。

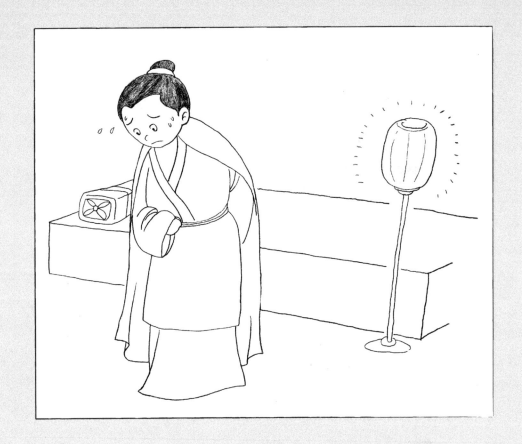

营血症：温病伤寒能融会

营血症，是指"热证（温病）"的特殊症状，即热入营分、热入血分。在温病学"卫气营血"辨证中，"卫分"大致相当于"热证在表"；"气分、营分、血分"则大致相当于"热证在里"，气分是普通的"热证在里"，症见"脉数有力，舌红苔黄，身热不恶寒，反恶热，多汗，口渴饮冷等"，而营分、血分则是特殊的"热证在里"：

"热入营分"见脉数，舌绛而干，身热夜甚，心烦不寐，时有谵语，斑疹隐隐等。

"热入血分"见脉数，舌绛（起刺），昏狂，谵语等。每多迫血妄行而致出血、发斑，而且络伤血溢、热与血结易成血瘀。

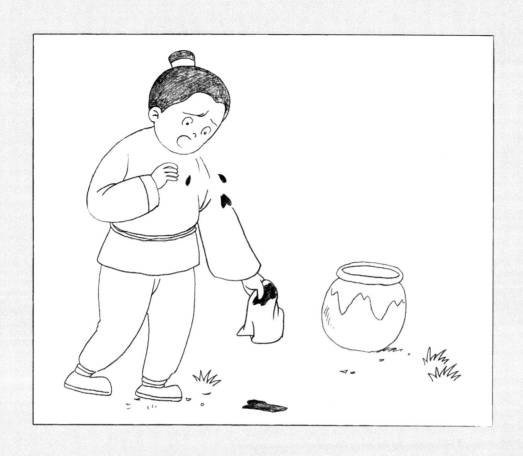

出血症：出血、营血皆非"证"

　　出血症，包括吐血、衄血、咳血、便血、尿血、崩漏等。

　　请注意，血证（血瘀、血虚）是"病机"，而营血症、出血症则皆为"病症"，这就意味着，对于"营血症"、"出血症"都要深究其"病机"：十大病性和十大病位。

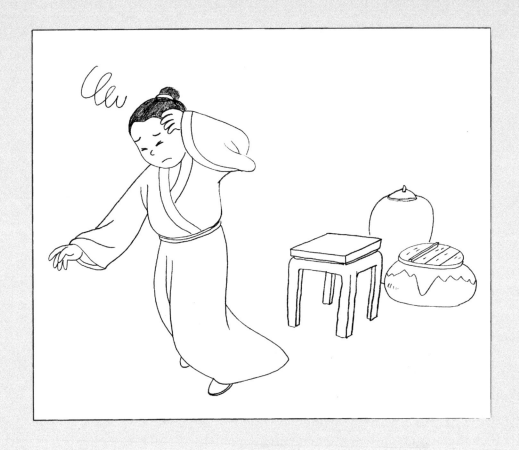

气逆症：可实可虚要慎记

　　气逆症指气逆不降，出现肺气上逆的"咳喘"；胃气上逆的"呃逆、呕恶、嗳气"；肝气上逆的"头痛眩晕、昏厥、呕血或咯血"等症状。

　　气逆症虽然多由气滞所致，但有时也由气虚所致，还有因寒因热所致等，所以，"气逆症"严格而言不是一种病机，而是一类病症，仍要深究其病机所在。

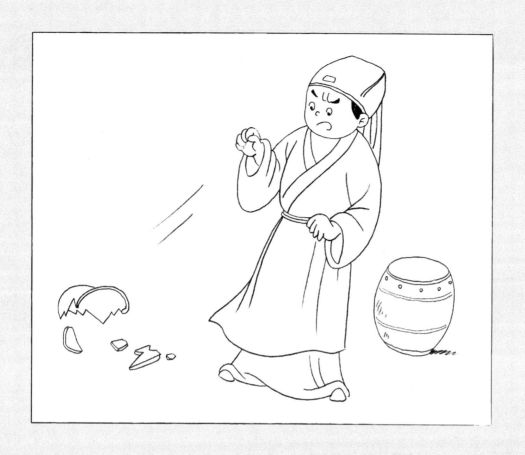

神志不安症：虚实皆可致此症

"神志不安症"是指惊狂易怒、烦躁不安、心悸健忘、虚烦失眠等症状。治疗的方剂是"安神剂"。

神志不安症既可为实证，也可为虚证，也可虚实夹杂。需具体找寻其"病机"所在。

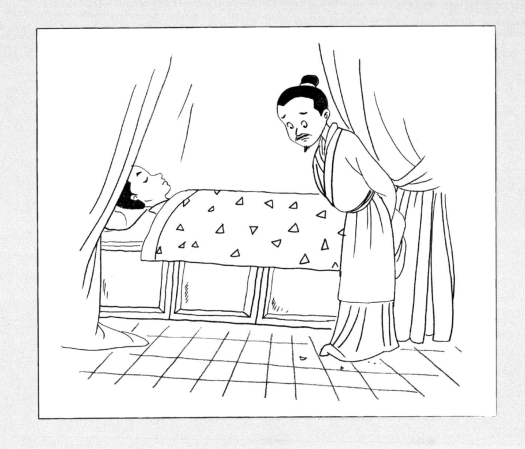

窍闭神昏症（实证）

　　"窍闭神昏症"是指实证中的闭证，表现为神志昏迷、口噤不开、两手握固、二便不通、脉实有力等症状。

　　窍闭神昏症皆为"实证"，治疗的方剂是"开窍剂"。

　　开窍剂常分为热闭和寒闭两种。但对于阳明腑实证【实热（结）在里】而见神昏谵语者，只宜寒下，不宜用开窍剂；至于阳明腑实而兼有邪陷心包之证，则应根据病情缓急，先予开窍，或先投寒下，或开窍与寒下并用，才能切合病情。

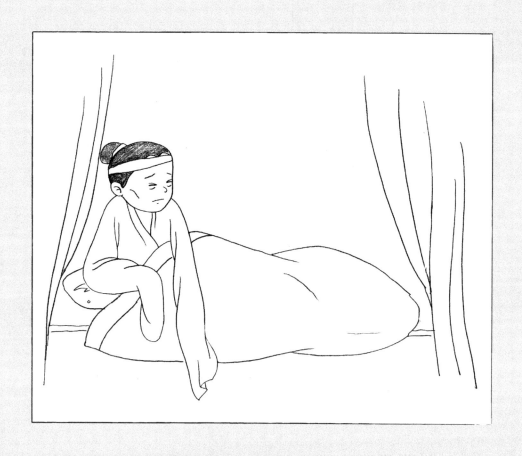

滑脱散失症（虚证）

　　滑脱散失症，是指虚证中的脱证，表现为气、血、津液（含精）滑脱不禁、散失不收之症状。严重的脱证甚至出现脉象虚弱无力或脉微欲绝、汗出肢冷、呼吸气微、手撒遗尿、口开目合、神志昏迷等症状。

　　滑脱散失症皆为"虚证"，治疗的方剂是"固涩剂"，分为五类：

　　自汗、盗汗的症状，治以"固表止汗"。

　　久咳不止的症状，治以"敛肺止咳"。

　　久泻不止的症状，治以"涩肠固脱"。

　　遗精滑泄、小便失禁的症状，治以"涩精止遗"。

　　久咳不止的症状，治以"敛肺止咳"。

　　崩漏、带下的症状，治以"固崩止带"。

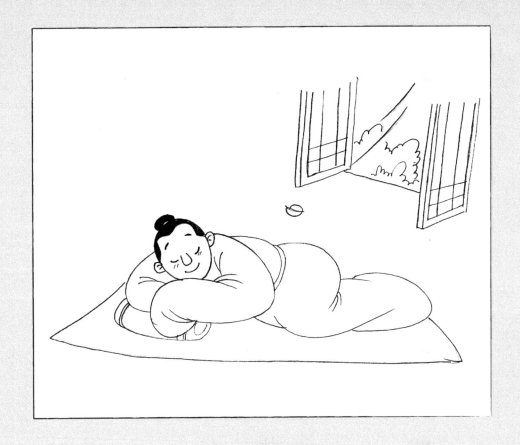

伤寒诸症随"证"治

《伤寒论》中，除了"辨'六经病'脉证并治"之外，还有"辨'霍乱病和阴阳易、差后劳复病'脉证并治"，霍乱病和阴阳易、差后劳复病，以及附在厥阴病篇的"厥、利、呕、哕"，亦属于病症而非病机。

此外，很多伤寒学教材提出"痞证、发黄证、咽痛证"的说法，本书作者认为应改为"痞症、发黄症、咽痛症"更为准确。"痞、发黄、咽痛"均为病症而非病机，当辨别其"病机"所在而随证治之。

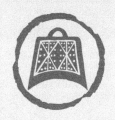

第五章 治病大法

传统所说"医门八法"，即是"汗吐下消，补和温清"。

其中，"汗吐下"三法也被统称为攻法；攻法与"消法"也被统称为泻法。

医门八法中，最重要的是泻法、补法、和法，分别针对实证、虚证、虚实错杂证。

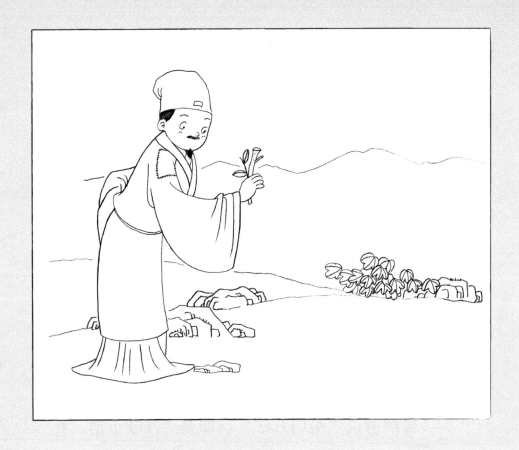

统摄病机的"治病大法"

实则泻法【攻法（汗法、吐法、下法）和消法（理气、活血、化湿水饮痰食积）】

虚则补法【补虚寒（温补）、补虚热（清补）和补气、补血、补津液】

杂则和法【虚实错杂偏实，则补泻偏泻；虚实错杂偏虚，则补泻偏补】

表则汗法

里则综合【里实证，用泻法；里虚证，用"补法"；里杂证，用"和法"】

寒则温法【实寒，用"温泻"；虚寒，用"温补"】

热则清法【实热，用"清泻"；虚热，用"清补"】

气血津则消补法【气血津实（气滞、血瘀、湿水饮痰食积），用消法（理气、活血、化湿水饮痰食积）；气血津虚（气虚、血虚、津液虚），用补法（补气、补血、补津液）】

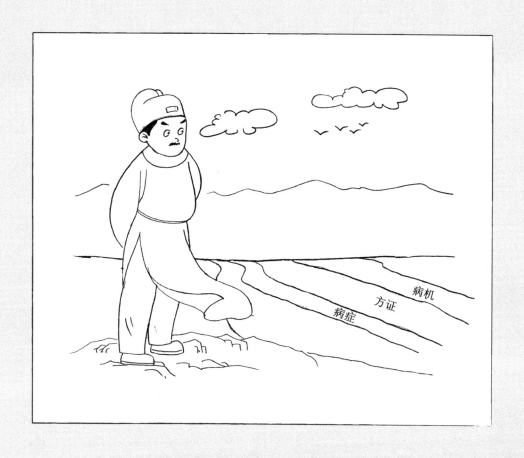

病机
方证
病症

治病入手"三条路"

辨证论治，在临床中通常要走"入手三条路"：

"从辨病机入手"、"从辨方证入手"、"从辨病症入手"的辨证论治。（后两种方法中其实都已包含了"辨病机"的内容）

"入手三条路"，皆不离辨证论治之核心——病机（包括病性和病位）。

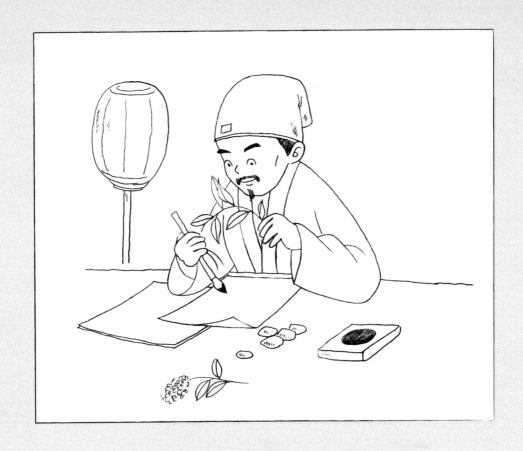

"从辨病机入手"的辨证论治

　　根据"全部脉舌症状",先进行"辨证知机"(症→证)。辨清病机之后,再辨方证(类方→方)。"从辨病机入手"的辨证论治,遵循"症→证→类方→方"的顺序。比如,根据脉涩、舌紫、嘴唇青、夜痛增剧,辨为血瘀证。由此决定选用桂枝茯苓丸、桃核承气汤等血瘀类方;再从类方中细辨具体之方,根据大便干的症状,最终选用血瘀热结的桃核承气汤。

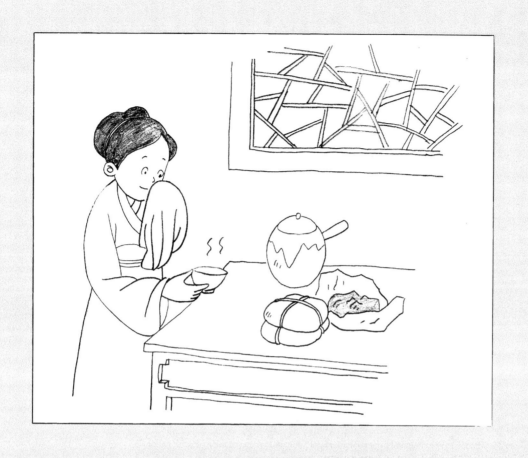

"从辨方证入手"的辨证论治

　　从"全部脉舌症状"入手，进行"直辨方证（药证）"。比如，见到"脉浮缓、恶寒、发热、汗出"就直接辨别为桂枝汤证；见到"脉弦细、口苦、嘿嘿不欲饮食"就直接辨别为小柴胡汤证。"从辨方证入手"的辨证论治，遵循"症→方"的顺序。

　　临床家在辨方证的时候，都已经对该方证的精细病机（比如半夏厚朴汤的"痰气互结在喉间"）进行了审核。辨方证已经把"辨证论治"由"辨宏观病机"提升到"辨精细病机——方证"。

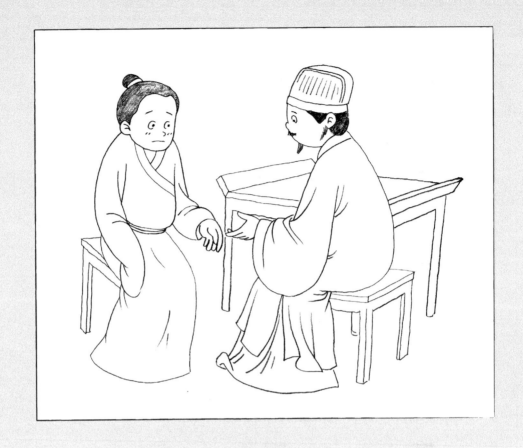

"从辨病症入手"的辨证论治

　　根据"主要脉舌症状（含病名）"，先进行"病症分型"。比如，见到"咳喘"就考虑可能是"麻杏石甘汤（里热证＋表闭证）、小青龙汤（里寒饮证＋表闭证）、苓桂五味姜辛汤（里寒饮证＋无表证）等咳喘类方剂"；再排查咳喘类方剂中哪个具体方剂能与"全部脉舌症状"之病机相符，最后确定具体方剂。比如，看到有表证之症状，则考虑选用小青龙汤；看不到表证之症状，可考虑选用苓桂五味姜辛汤。再如，看到厚腻黄苔，就考虑可能是"三仁汤、八正散、四妙散等湿热类方剂"，再针对具体病机进行排查。"从辨病症入手"的辨证论治，遵循"症→类方→方"的顺序。

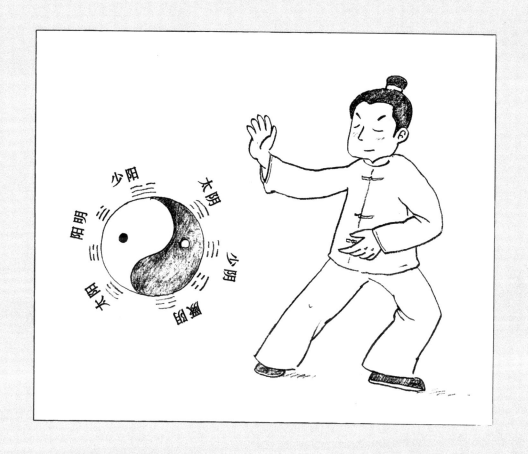

伤寒精要："三阳三阴"阴阳观

《伤寒论》最核心的优势，是将"具体细节（病性和病位，尤其是十大病性）"与"整体大局"（阴阳，甚至细分为"三阴三阳"即"六经"）融为一体，做到既顾全大局，又不漏细节。

大局必辨"整体阴阳"："阳"，整体以"实"为主，太阳或阳明；"阴"，整体以"虚"为主，太阴或少阴。（少阳、厥阴为虚实错杂，为"阴、阳"组合之特例。少阳偏于"阳"，厥阴偏于"阴"）。

"病性、阴阳"融为一体：同一病性（如湿水），若所属"阴阳"大局不同，则有天壤之别（如单论湿水为"实"：湿热属"阳明"为"阳水"——整体以实为主；寒湿属"太阴"为"阴水"——整体以虚为主）。

"十大病性"，皆可分属"阳、阴"大局。尤其是"实寒、实热"，可细分为"三阳、三阴"。

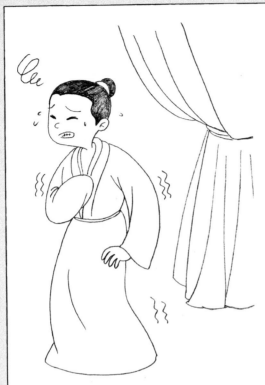

　　★伤寒论中部分方证，可有多重病性，如吴茱萸汤既有"虚寒在里"（可属太阴病），又有"实寒在里"（可属阳明病）；猪苓汤既有"水热在里"（可属阳明病），又有"阴虚在里"（可属太阴病），因其"虚实错杂"（水、实热为实；阴虚、血虚为虚）还可属厥阴病；当归四逆汤既有"虚寒在里"（可属少阴病），又有"实寒在里"，还有"血虚在里"（因其虚实错杂，故可属厥阴病）。特意提醒读者，本书阴阳（六经）分类只是示范，请勿拘泥。

实寒证"阳、阴"（三阳三阴）

　　【太阳病（实在表）+实寒】太阳病，头痛发热，身疼腰痛，骨节疼痛，恶风，无汗而喘者，麻黄汤主之。（35）

　　【阳明病（实在里 郁结）+实寒】……项背强几几，无汗，恶风，葛根汤主之。（31）

　　寒实结胸，无热证者，与三物白散。（141）

　　【少阳病（杂在里 偏实）+实寒】……咽中痛，半夏散及汤主之。（313）

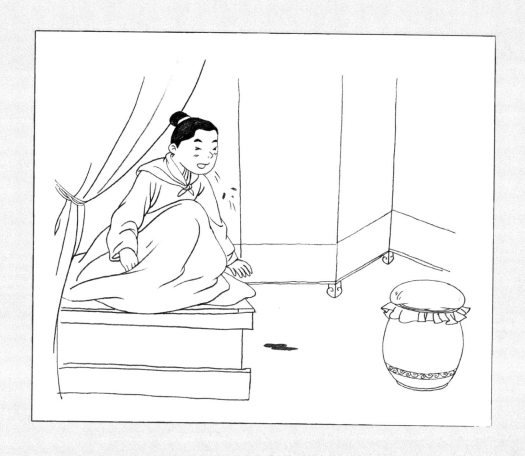

【太阴病（虚在里　中焦）+实寒】　干呕，吐涎沫，头痛者，吴茱萸汤主之。（378）

【少阴病（虚在里　全身）+实寒】　少阴病，始得之，反发热，脉沉者，麻黄细辛附子汤主之。（301）

【厥阴病（杂在里　偏虚）+实寒】　手足厥寒，脉细欲绝者，当归四逆汤主之。（351）

★条文之后的"（　）"，即表示该条文在《伤寒论》原著中的条文编号（从1~398），如（35）就表示此条文在《伤寒论》为第35条。

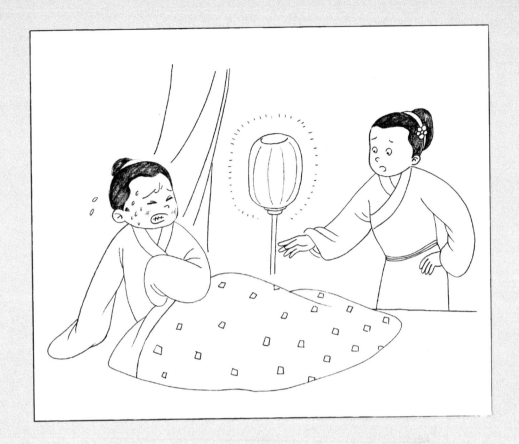

实热证"阳、阴"（三阳三阴）

【太阳病（实在表）＋实热】……汗出而喘，无大热者，可与麻黄杏仁甘草石膏汤。（63）

【阳明病（实在里 郁结）＋实热】……脉滑而厥者，里有热，白虎汤主之。(350)

呕不止，心下急，郁郁微烦者，为未解也，与大柴胡汤，下之则愈。（103）

【少阳病（杂在里 偏实）＋实热】……往来寒热，胸胁苦满，嘿嘿不欲饮食，心烦，喜呕……小柴胡汤主之。（96）

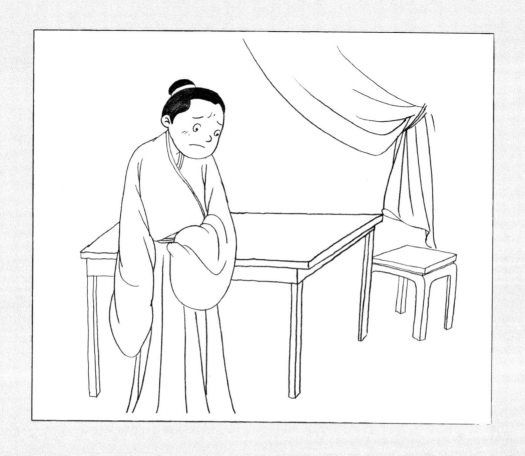

【太阴病（虚在里 中焦）+实热】 伤寒解后，虚羸少气，气逆欲吐，竹叶石膏汤主之。(397)

【少阴病（虚在里 全身）+实热】 少阴病，得之二三日以上，心中烦，不得卧，黄连阿胶汤主之。（303）

【厥阴病（杂在里 偏虚）+实热】……若心下满……但满而不痛者，此为痞，柴胡不中与之，宜半夏泻心汤。（149）

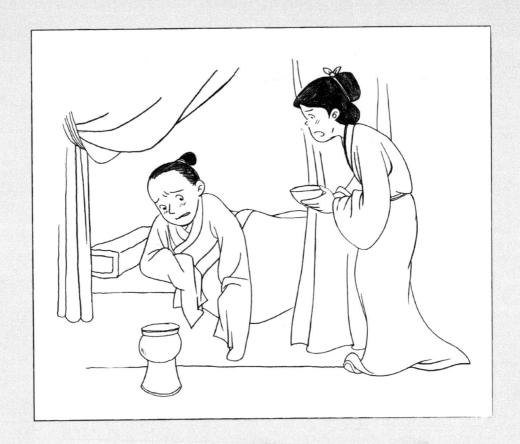

虚寒证【阳虚】"阳、阴"

【阳明病（实在里　郁）+虚寒/阳虚】食谷欲呕，属阳明也，吴茱萸汤主之。……（243）

【太阴病（虚在里　中焦）+虚寒/阳虚】大病瘥后，喜唾，久不了了，胸上有寒，当以丸药温之，宜理中丸。(396)

【少阴病（虚在里　全身）+虚寒/阳虚】少阴病，脉沉者，急温之，宜四逆汤。（323）

【厥阴病（杂在里　偏虚）+虚寒/阳虚】……脉微而厥……今病者静，而复时烦者，此为脏寒。蛔上入其膈，故烦，须臾复止；得食而呕，又烦者，蛔闻食臭出，其人常自吐蛔。蛔厥者，乌梅丸主之。又主久利。（338）

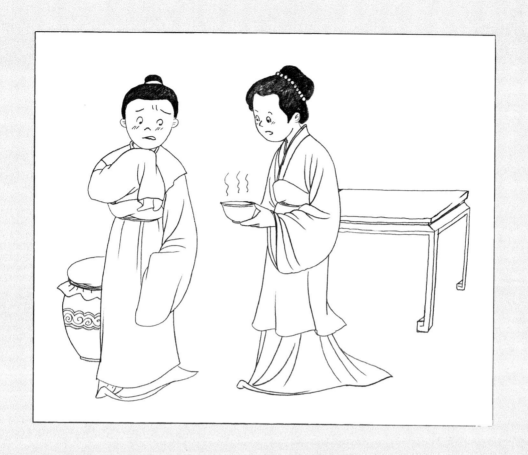

虚热证【阴虚】"阳、阴"

【阳明病（实在里　郁）＋虚热/阴虚】若脉浮发热，渴欲饮水，小便不利者，猪苓汤主之。（223）

【太阴病（虚在里　中焦）＋虚热/阴虚】……下利，咽痛，胸满，心烦，猪肤汤主之。（310）

【少阴病（虚在里　全身）＋虚热/阴虚】伤寒，脉结代，心动悸，炙甘草汤主之。（177）

【厥阴病（杂在里　偏虚）＋虚热/阴虚】……下利，六七日，咳而呕渴，心烦不得眠者，猪苓汤主之。（319）

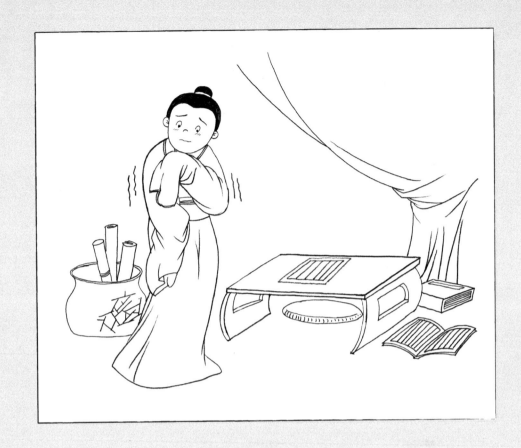

气滞证"阳、阴"

【阳明病（实在里 郁）+气滞】……四逆，其人或咳，或悸，或小便不利，或腹中痛，或泄利下重者，四逆散主之。（318）

【太阴病（虚在里 中焦）+气滞】发汗后，腹胀满者，厚朴生姜半夏甘草人参汤主之。（66）

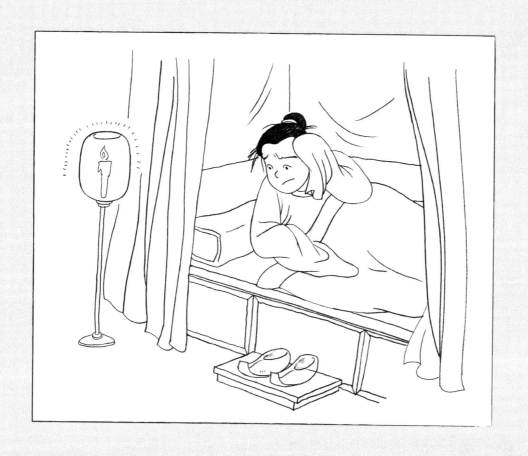

气虚证 "阳、阴"

【阳明病（实在里 郁）+气虚】……虚烦不得眠，若剧者，必反覆颠倒，心中懊恼，栀子豉汤主之；若少气者，栀子甘草豉汤主之……（76）

【太阴病（虚在里 中焦）+气虚】病人藏无他病，时发热自汗出而不愈者，此卫气不和也，先其时发汗则愈，宜桂枝汤。（54）

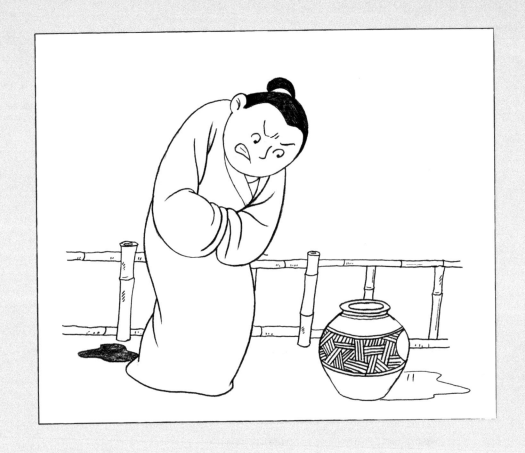

血瘀证"阳、阴"

　　【阳明病（实在里　结）+血瘀】……热结膀胱，其人如狂，血自下，下者愈。……但少腹急结者，乃可攻之，宜桃核承气汤。（106）

　　【太阴病（虚在里　中焦）+血瘀】本太阳病，医反下之，因尔腹满时痛者，属太阴也，桂枝加芍药汤主之……（279）

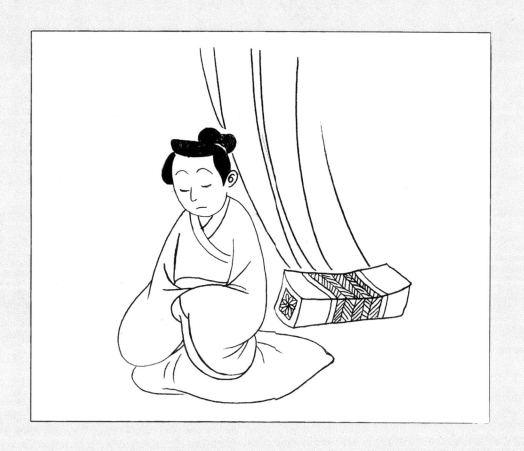

血虚证 "阳、阴"

【阳明病（实在里 郁）+血虚】 若脉浮发热，渴欲饮水，小便不利者，猪苓汤主之。（223）

【少阴病（虚在里 全身）+血虚】 手足厥寒，脉细欲绝者，当归四逆汤主之。（351）

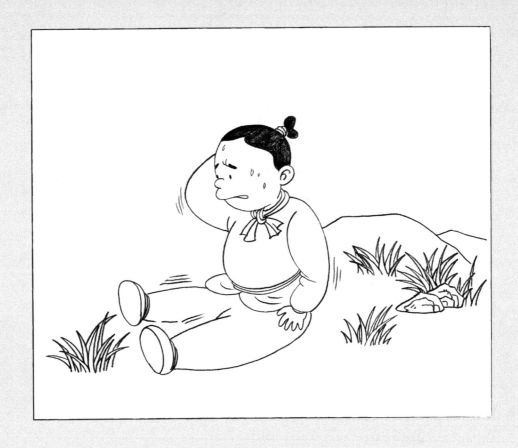

湿证 "阳、阴"

　　【阳明病（实在里　郁）+湿】伤寒，瘀热在里，身必黄，麻黄连轺赤小豆汤主之。（262）

　　【少阴病（虚在里　全身）+湿】少阴病，身体痛，手足寒，骨节痛，脉沉者，附子汤主之。（305）

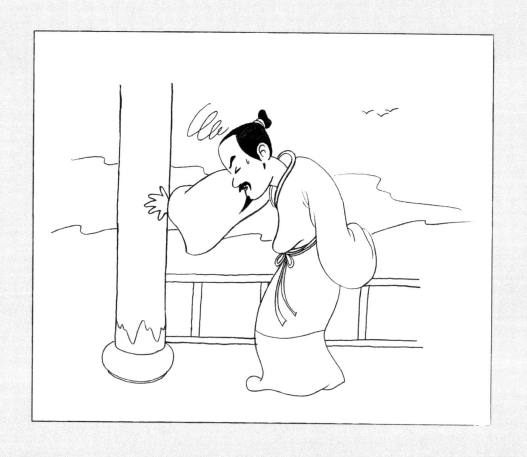

水证"阳、阴"

【阳明病（实在里 郁）＋水】……其人渴而口燥烦，小便不利者，五苓散主之。……（156）

【太阴病（虚在里 中焦）＋水】伤寒若吐、若下后，心下逆满，气上冲胸，起则头眩，脉沉紧，发汗则动经，身为振振摇者，茯苓桂枝白术甘草汤主之。（67）

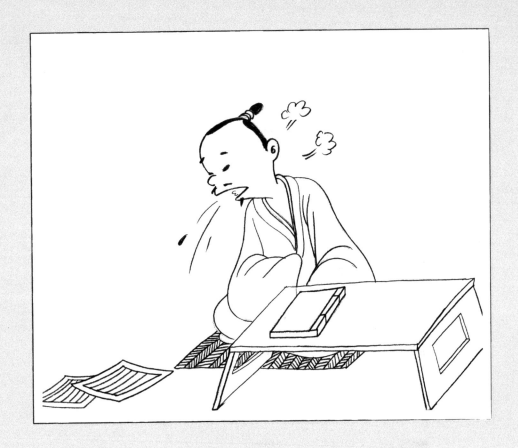

饮证"阳、阴"

【阳明病（实在里 郁）+饮】 伤寒表不解，心下有水气，干呕发热而咳，或渴，或利，或噎，或小便不利、少腹满，或喘者，小青龙汤主之。（40）

【太阴病（虚在里 中焦）+饮】 伤寒五六日，已发汗而复下之，胸胁满，微结，小便不利，渴而不呕，但头汗出，往来寒热，心烦者，此为未解也，柴胡桂枝干姜汤主之。（147）

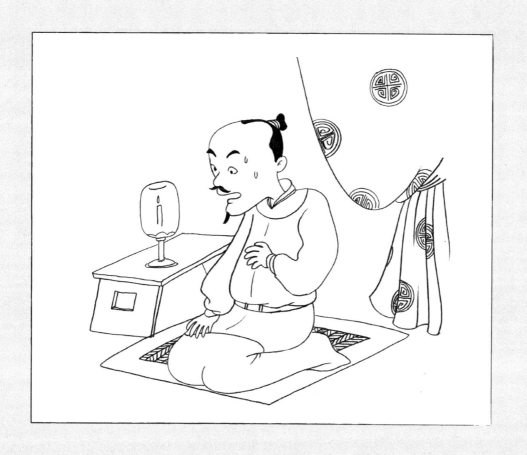

痰证"阳、阴"

　　【阳明病（实在里　郁）+痰】小结胸病，正在心下，按之则痛，脉浮滑者，小陷胸汤主之。（138）

　　【太阴病（虚在里　中焦）+痰】伤寒，发汗，若吐若下，解后心下痞硬，噫气不除者，旋覆代赭汤主之。（161）

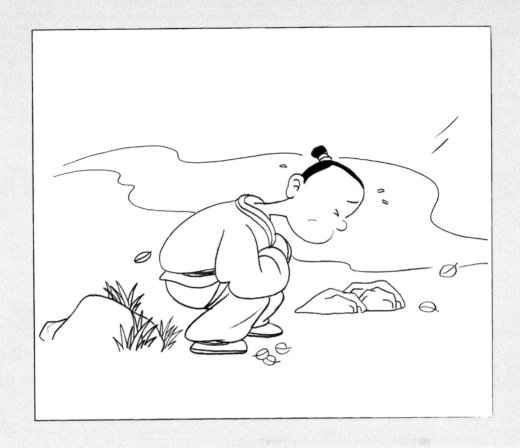

津液虚证"阳、阴"

　　【阳明病（实在里　结）+津液虚】趺阳脉浮而涩，浮则胃气强，涩则小便数，浮涩相搏，大便则硬，其脾为约，麻子仁丸主之。（247）

　　【太阴病（虚在里　中焦）+津液虚】……脚挛急……作芍药甘草汤与之，其脚即伸……（29）

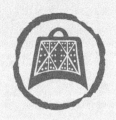

第六章 医案故事

伤寒方证最关键。

学习《伤寒论》，最关键的是掌握临床常用的方证。

本书给出所有基本病机所对应的《伤寒论》方证，并配以精彩生动的名医医案故事，让您轻松快捷地走入中医之门。

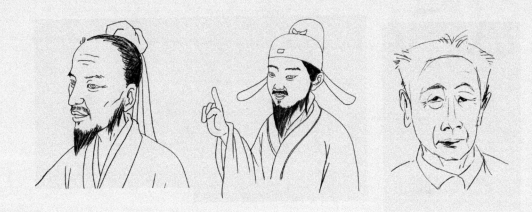

从古至今，伤寒名医层出不穷，医案故事精彩纷呈。本书作者特推荐古代、近代、现代、当代多位名医的伤寒医案，让读者通过生动精彩的医案，不知不觉中学习和掌握伤寒方证的涵义和使用。

除了《伤寒杂病论》的作者"医圣"张仲景（东汉）以外，我们还要记住古代伤寒家许叔微（宋代）、柯韵伯（清代）；近现代伤寒家曹颖甫、胡希恕、刘渡舟；当代伤寒家冯世纶、李士懋、熊继柏。

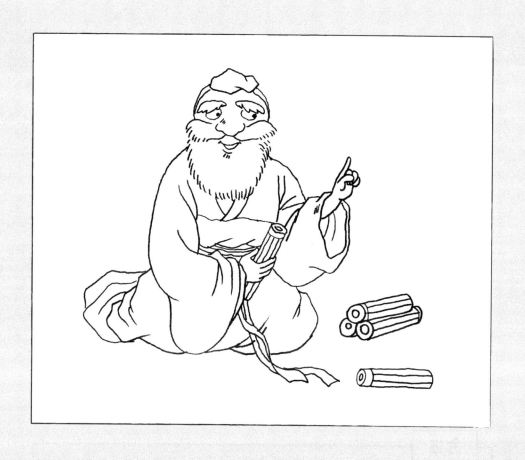

麻黄汤

——为救儿病乃学医，《伤寒论》中藏神奇

恽铁樵医案：越年，二公子三公子相继病殇。先生痛定思痛，乃苦攻《伤寒论》……如是者有年，而四公子又病。发热，无汗而喘。遍请诸医家，服药后，热势依然，喘益加剧。先生乃终夜不寝，绕室踌躇。

追天微明，乃毅然曰：此非《伤寒论》"太阳病，头痛，发热，身疼，腰痛，骨节疼痛，恶风，无汗而喘者，麻黄汤主之"之病而何？乃援笔书：麻黄七分，桂枝七分，杏仁三钱，炙甘草五分。持方与夫人曰："吾三儿皆死于是，今四儿病，医家又谢不敏。与其坐而待毙，曷若含药而亡！"夫人默然。嗣以计无他出，乃即配药煎服。先生则仍至商务印书馆服务。及归，见病儿喘较平，肌肤有润意，乃更续予药，竟得汗出喘平而愈。四公子既庆更生，先生乃益信伤寒方。

麻黄汤方

麻黄三两（去节）　　桂枝二两（去皮）　　甘草一两（炙）

杏仁七十个（去皮尖）

上四味，以水九升，先煮麻黄，减二升，去上沫，内诸药，煮取二升半，去滓，温服八合。覆取微似汗，不须啜粥，余如桂枝法将息。

病机

六经：太阳病【病性：实寒；病位：表（肺）】

方证

太阳病，**头痛发热，身疼腰痛，骨节疼痛，恶风，无汗而喘者，麻黄汤**主之。（35）

病症

以"脉浮紧，恶寒、发热、无汗、喘、周身疼痛"为主症。

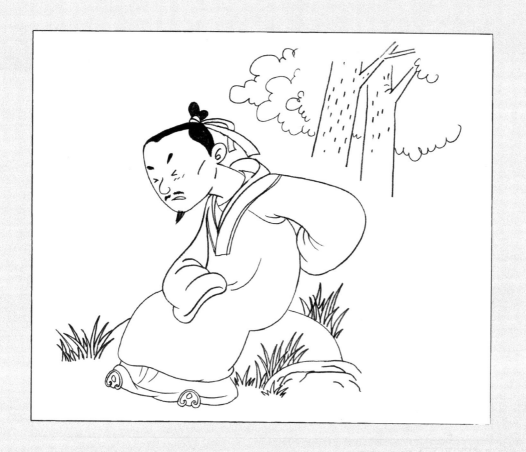

葛根汤

——背部紧痛四五年，缘何自已常敲打？

李士懋医案：患者姓王，男，31岁。背凉紧痛已四五年，常敲打以求暂缓，胸闷不畅。脉弦紧，舌可。

背紧凉痛，以葛根汤散寒通经，汗透而解。众所周知，葛根汤治"太阳病，项背强几几，无汗恶风"。表实当用葛根汤，里实寒者，葛根汤亦可用之。葛根汤本治新感，此寒袭经腧，久羁不去，其证备者，虽恙已数载，亦当断然汗之，不可因日久沉痼而踟蹰。

证属：寒痹经脉。法宜：发汗散寒。方宗：葛根汤主之。

葛根18克　麻黄9克　桂枝12克　白芍12克

生姜6片　炙甘草7克　大枣6枚

2剂，4小时服一煎，温覆取汗。待遍身漐漐微似汗，则停后服。

1980年11月22日：药后得透汗，背紧痛骤减，周身轻松。脉转弦缓，知寒邪已去，愈。

葛根汤方

葛根四两　麻黄三两（去节）　桂枝二两（去皮）　生姜三两（切）　甘草二两（炙）　芍药二两　大枣十二枚（擘）

上七味，以水一斗，先煮麻黄、葛根，减二升，去白沫，内诸药，煮取三升，去滓，温服一升。覆取微似汗，余如桂枝法将息及禁忌。诸汤皆仿此。

病机

六经：阳明病（或太阳病）【病性：实寒；病位：里（或表）】

方证

……**项背强几几，无汗，恶风，葛根汤**主之。（31）

病症

以"（脉浮紧）无汗、恶寒、项背拘急不舒"，或"下利为水粪杂下，无热象或兼下利"为主症。

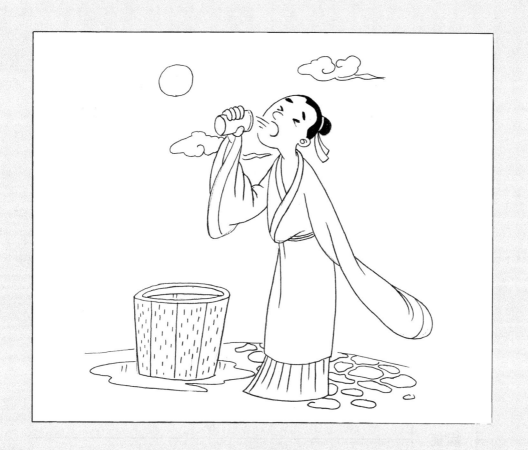

三物白散

——少年打赌吃出病，伤寒之方显神威

王吉椿医案：金某，少年负气，1969年中秋节，与工友赌食肉包子5斤、猪舌4条，以博一噱。金尽力食毕，复恣饮冷水数碗。至夜9时许，脘腹撑胀，疼不可按，烦乱欲死。

饮食所伤，又饮冷水，宿食寒饮结于胸脘。

急投三物白散10克，逾片刻，吐泻交作，凡十数行，皆宿除垢秽之物而愈。

白散方

桔梗三分　巴豆一分（去皮心，熬黑研如脂）　贝母三分

上三味为散，内巴豆，更于臼中杵之，以白饮和服，强人半钱
匕，羸者渐之。

病在膈上必吐，在膈下必利，不利进热粥一杯，利过不止，
进冷粥一杯。

病机

六经：阳明病【病性：实寒+痰水（结）；病位：里（胸脘）】

方证

寒实结胸，无热证者，与三物白散。（141）

病症

以"脉沉弦，苔白滑，胸中或心下硬满疼痛，或胸部闷痛，喘
息咳唾不发热，口不渴，大便秘结"为主症。

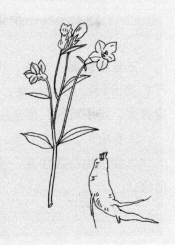

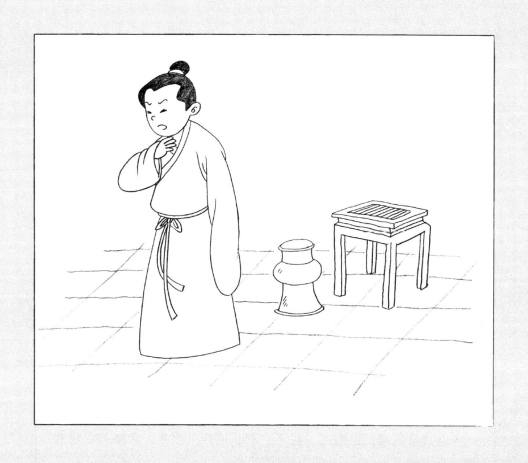

半夏散及汤

——"咽痛"虽是小毛病，药到病除也称奇

　　游建熙医案：郑某，女。身体素弱，有痰嗽宿疾。娶媳期届，心力俱劳，引起恶寒、发热、头痛等症，咽喉疼痛尤剧，卧床不起，吞咽困难，脉象两寸浮缓，咽部颜色不变。

　　诊断：三阴中少阴主枢，少阴之经循于咽喉，枢机失常，邪气怫逆不能外达而发生咽痛。治以《伤寒论》半夏汤原方。义取桂枝以解肌，甘草以清火，半夏以散结降逆，表里兼治方法。嘱徐徐咽下。服2剂，寒热、痰嗽、咽痛等顿消。继以扶正而愈。

半夏散及汤方

半夏（洗）　桂枝（去皮）　甘草（炙）

上三味，等分。各别捣筛已，合治之，白饮和服方寸匕，日三服。若不能散服者，以水一升，煎七沸，内散两方寸匕，更煮三沸，下火，令小冷，少少咽之。半夏有毒，不当散服。

病机

六经：少阳病【病性：实寒+痰；病位：半表半里（咽喉）】

方证

……**咽中痛，半夏散及汤**主之。（313）

病症

以"虽咽痛，但咽部一般不红肿，或伴见恶寒，舌淡苔白或苔润"为主症。

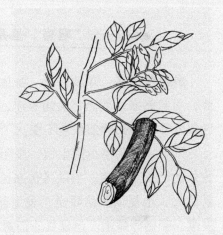

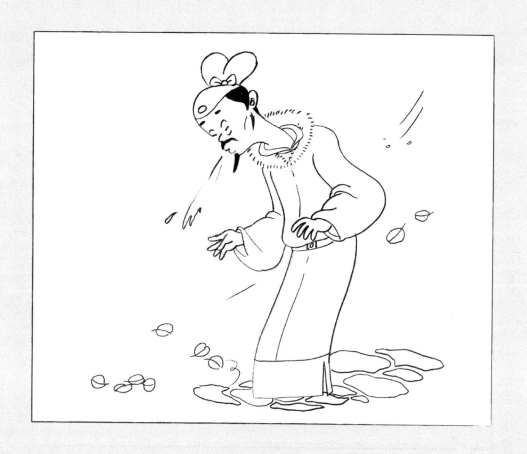

吴茱萸汤

——方证相对不为奇，单刀直入辨方证

柳并耕医案：患者李某，男，年近六旬，身体颇健，素有吐清涎史。若逢气候变迁，头痛骤发，而以巅顶为甚。前医投以温药，稍有验。近年来因家事烦劳过度，是以头痛日益增剧，并经常咳嗽，吐痰涎，畏寒恶风，经中西药治疗未效。邀余诊治。证见精神困倦，胃纳欠佳，舌苔滑润，脉象细滑。

根据头痛吐涎、畏寒等症状辨证，是阳气不振，浊阴之邪引动肝气上逆所致。……治以温中补虚，降逆行痰，主以吴茱萸汤。处方：

党参30克，吴茱萸9克，生姜15克，大枣8枚。

连服4剂，头痛渐减，吐涎亦少，且小便也略有清长。此乃寒降阳升，脾胃得以运化之机。前方既效，乃再守原方，继进5剂，诸症痊愈。

吴茱萸汤方

吴茱萸一升（洗）　　人参三两　　生姜六两（切）　　大枣十二枚（擘）

上四味，以水七升，煮取二升，去滓，温服七合，日三服。

病机

六经：太阴病【病性：实寒+虚寒；病位：里（中焦之肝、胃）】

方证

干呕，吐涎沫，头痛者，吴茱萸汤主之。（378）

病症

以"脉沉细弦，舌淡苔白或白腻，头痛在巅顶，呕吐或干呕吐涎沫，或少腹冷痛，或腹满寒疝"为主症。

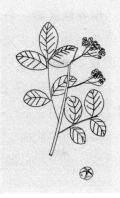

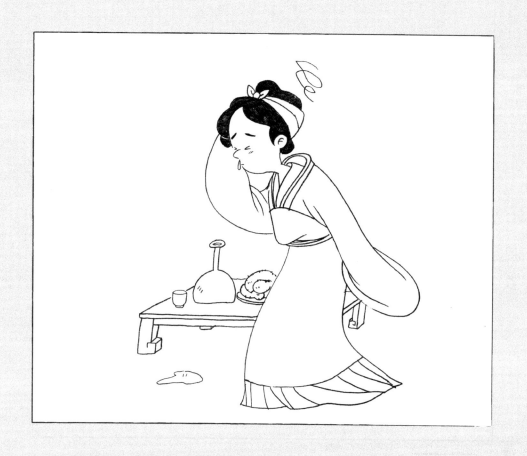

麻黄附子细辛汤

——鼻塞流涕胸闷喘，千头万绪如何办？

　　胡希恕医案：唐某，女性，40岁，1979年3月出现哮喘，经中西药治疗不缓解。近症：白天无咳喘，但有鼻塞流涕、头痛、背恶寒、但欲寐，晚上胸闷喘息，喉中痰鸣，吐少量白痰，口干不思饮，大便干，脉沉弦细，苔白根腻。

　　背恶寒，头痛、鼻塞流涕，表证。脉弦细，但欲寐，少阴病。脉沉、苔白根腻，晚上胸闷、喘息、喉中痰鸣、吐少量白痰，里有痰饮证。口干不思饮、大便干，津虚寒结。

少阴表证夹饮。治以温阳解表，祛寒化饮。与麻黄附子细辛汤：

麻黄6克，细辛6克，炮附子6克。

结果：上药服3剂，鼻塞明显好转，头痛减，增加附子用量，服2个多月，喘平。经追访3年未见复发。

麻黄细辛附子汤方

　麻黄二两（去节）　细辛二两　附子一枚（炮，去皮，破八片）

　上三味，以水一斗，先煮麻黄，减二升，去上沫，内诸药，煮取三升，去滓，温服一升，日三服。

病机

六经：少阴病（或兼太阳病）【病性：实寒+虚寒；病位：里（下焦）或兼表证】

方证

少阴病，始得之，反发热，脉沉者，麻黄细辛附子汤主之（301）

病症

以"脉沉、神疲、体虚"或伴"发热、恶寒、身痛"为主症。

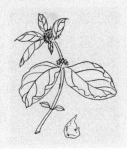

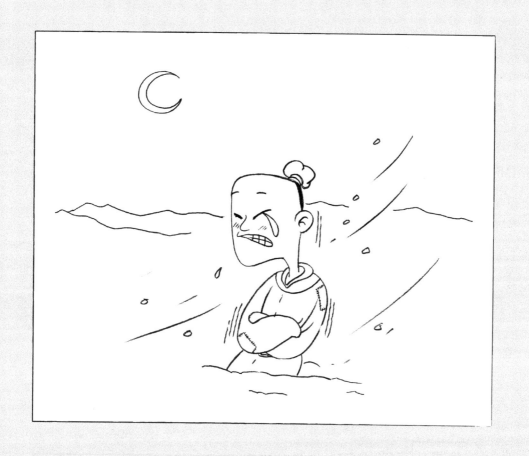

当归四逆汤

——"异病同治"有奥秘，何病都要据辨证

岳美中医案：赵某，男性，30余岁，滦县人。1946年严冬之季，天降大雪，当时国民党反动派军队以"清乡"为名，大肆骚扰，当地居民被迫逃亡，流离失所，栖身无处，死亡甚多。赵南奔至渤海滨芦丛中，风雪交加，冻仆于地，爬行数里，偃卧于地而待毙。邻近人发现后，抬回村中，其状亟危。

　　结合病情，以其手足厥逆，卧难转侧。遂急投与仲景当归四逆汤：当归9克，桂枝9克，芍药9克，细辛3克，木通3克，炙甘草6克，大枣4枚。

嘱连服数剂，以厥回体温为度。4剂药后，遍身起大紫泡如核桃，数日后即能转动，月余而大愈。

当归四逆汤系仲景为厥阴病"手足厥寒，脉细欲绝"而设。冻僵与厥阴似无关系，但手足厥寒，脉细或无，究其机理，则同为寒邪所干，机能减退或消失，故可异病同治。本方以当归、细辛、木通入桂枝汤中，内能温通血脉，外可解肌散寒，投之于冻伤而寒邪尚未化热之前，既可促进机体自我恢复，又可直驱寒邪从表而出。药证相合，故而获效。如因迁延时日或治不如法，转为冻疮，仍可用本方调治。

当归四逆汤方

当归三两　桂枝三两（去皮）　芍药三两　细辛三两

甘草二两（炙）　通草二两　大枣二十五枚（擘，一法，十二枚）

上七味，以水八升，煮取三升，去滓，温服一升，日三服。

病机

六经：厥阴病（太阴病）【病性：血虚+实寒（或兼阳虚）；病位：里】

方证

手足厥寒，脉细欲绝者，当归四逆汤主之。（351）

病症

以"脉细欲绝（脉细如丝，若有若无），手足厥寒，或见四肢关节疼痛，身痛腰痛，或见月经衍期，量少色暗，痛经"为主症。

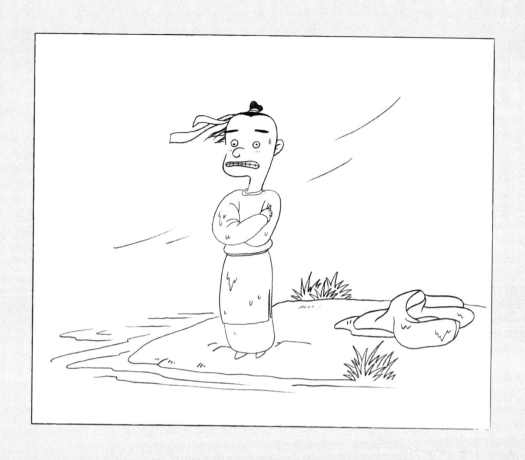

麻杏石甘汤

——灵活变通用经方，丝丝入扣有规矩

刘渡舟医案：张某，男，18岁，学生。患喘证颇剧，已有五六日之久，询其病因为与同学游北海公园失足落水，经救上岸则一身衣服尽湿，乃晒衣挂于树上，时值深秋，金风送冷，因而感寒。请医诊治，曾用发汗之药，外感虽解，而变为喘息，撷肚耸肩，病情为剧。经人介绍，专请刘老诊治。不恶风，不见烦渴。切其脉滑数，舌苔薄黄。

本证汗出而不恶风，则与表证（实寒在表）无关；而又不见烦渴则与里证（实热在里）无关。惟喘急一症为肺气所专司，故辨为肺热作喘而无疑。

刘老曰：肺热作喘，用生石膏清热凉肺，用麻黄治喘以解肺系之急，麻杏石甘汤。

服一剂喘减，又服一剂而愈。

麻杏石甘汤的病机是肺热作喘，是肺金被热所伤。肺之合皮也，热则淖泽，迫津外渗则见汗出；邪热使肺之宣降失司则膹郁而喘；热证必见阳脉，如大、浮、数、动、滑也；舌质亦必红绛，而舌苔则必薄黄方为验也。

此方如不用石膏而用芩、连苦寒沉降，则反碍肺气之宣；如不用麻黄之轻宣辛开，即使石膏之清、杏仁之降，因无宣开之药而无济于事也。

麻黄杏仁甘草石膏汤方

麻黄四两（去节）　　杏仁五十个（去皮尖）　　甘草二两（炙）

石膏半斤（碎，绵裹）

上四味，以水七升，煮麻黄，减二升，去上沫，内诸药，煮取二升，去滓，温服一升。

病机

六经：太阳病【病性：实热；病位：表（上焦之肺）】

方证

……**汗出而喘，无大热者**，可与**麻黄杏仁甘草石膏汤**。（63）

病症

以"脉数，口渴，汗出而喘，身热或高或低而不恶寒"为主症。

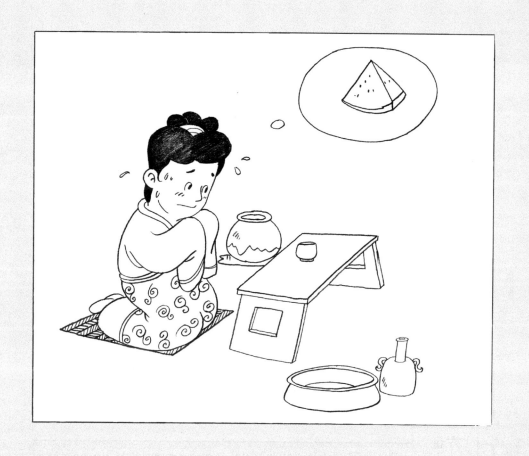

白虎汤

——何快如哉疗病患，为之快意者累日

曹颖甫医案：住三角街梅寄里屠人吴某之室，病起四五日，脉大，身热，大汗，不谵语，不头痛，惟口中大渴。时方初夏，思食西瓜，家人不敢以应，乃延予诊。

予曰：此白虎汤证也。随书方如下：

生石膏一两　肥知母八钱　生甘草三钱　粳米一小杯　洋参一钱

服后，渴稍解，知药不误，明日再服原方。至第三日，仍如是，惟较初诊时略安，本拟用犀角地黄汤，以其家寒，仍以白虎原剂，增石膏至二两，加赤芍一两、丹皮一两、生地一两、大小蓟五钱，并令买西瓜与食，二剂略安，五剂痊愈。

此证二诊时，其夫名玉芳者，固一黑籍冤魂也，靳其资，谓予曰：此妇予甚不爱之，如不愈，先生不必再来。予曰，汝以钱为重，我以人命为重，以后我来与否，汝可不必问也。前后凡六诊，两易方，竟得全可，为之快意者累日。

白虎汤方

知母六两　　石膏一斤（碎）　　甘草二两（炙）　　粳米六合

上四味，以水一斗，煮米熟汤成，去滓，温服一升，日三服。

病机

六经：阳明病【病性：实热；病位：里（中焦之胃）】

方证

……**脉滑而厥者**，里有热，**白虎汤**主之。(350)

病症

以"脉滑，舌红苔黄，发热，汗出，口渴"或伴"四肢厥逆"为主症。

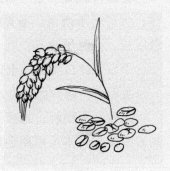

大柴胡汤方

柴胡半斤　黄芩三两　芍药三两　半夏半升（洗）　生姜五两
（切）　枳实四枚（炙）　大枣十二枚（擘）

上七味，以水一斗二升，煮取六升，去滓，再煎，温服一升，
日三服。一方加大黄二两。若不加，恐不为大柴胡汤。

病机

六经：阳明病（或兼少阳病）【病性：实热（结）；病位：里
（或兼半表半里）】

方证

呕不止，心下急，郁郁微烦者，为未解也，与**大柴胡汤**，下之
则愈。（103）

病症

以"脉弦数，苔黄少津，郁郁微烦，呕不止，心下急或痞硬，
大便难下或下利不畅，伴见小便色黄"或兼见"寒热往来，胸胁苦
满"为主症。

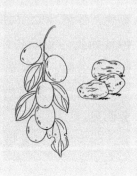

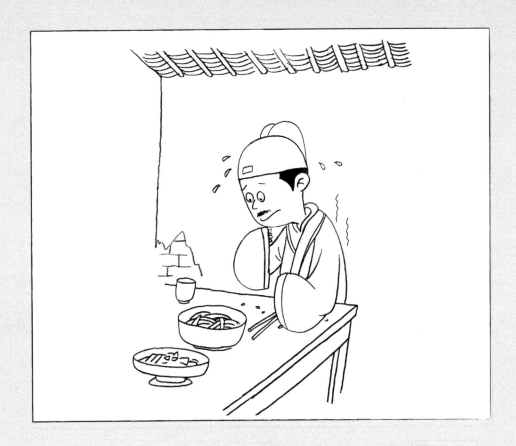

小柴胡汤

——原汁原味用经方，根据症状可加减

范中林医案：杨某，男，54岁，成都市居民。近两年来，每日早餐后发热，体温38℃左右，汗出较多，持续约两小时，热退汗止，即觉畏寒，每日如此。头晕眩，口苦咽干，胸胁满，心中烦躁。舌质红，苔白微黄腻，脉弦数。经某医院检查，发热原因不明，治疗未见好转。

脉弦，往来寒热，口苦咽干，头晕眩，胸胁苦满，心烦，少阳脉证十分明显。

此为少阳证发热，法宜和解少阳。

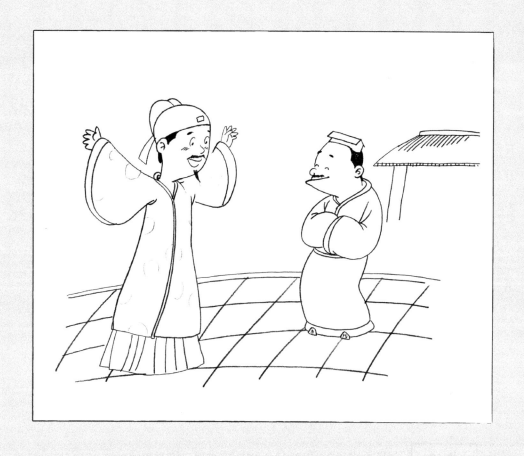

以小柴胡汤加减主之。

病虽迁延两年，正如《伤寒论》所称，"柴胡证仍在者，先与**小柴胡汤**"。

又发热汗出，口渴，舌红，为兼有郁热之象。故去姜、枣，加知母、石膏以清之。

又因胸胁苦满较甚，夹有湿邪，加牡蛎、陈皮、茯苓，以渗湿、化滞、散结。

处方：

柴胡24克　黄芩10克　法夏15克　沙参15克　甘草10克

知母15克　石膏30克　牡蛎24克　陈皮9克　茯苓12克　1剂

上方服1剂，热退，诸症悉减。嘱其停药，调养数日而愈。

其后，患者与范老常来往，知其病未复发。

小柴胡汤方

柴胡半斤　黄芩三两　人参三两　半夏半升（洗）

甘草（炙）　生姜（切）各三两　大枣十二枚（擘）

上七味，以水一斗二升，煮取六升，去滓，再煎取三升，温服一升，日三服。

若胸中烦而不呕者，去半夏、人参，加栝楼实一枚。

若渴，去半夏，加人参，合前成四两半，栝楼根四两。

若腹中痛者，去黄芩，加芍药三两。

若胁下痞硬，去大枣，加牡蛎四两。

若心下悸、小便不利者，去黄芩，加茯苓四两。

若不渴、外有微热者，去人参，加桂枝三两，温覆微汗愈。

若咳者，去人参、大枣、生姜，加五味子半升、干姜二两。

病机

六经：少阳病【病性：实热+气虚；病位：半表半里】

方证

……往来寒热，胸胁苦满，嘿嘿不欲饮食，心烦，喜呕……小柴胡汤主之。（96）

病症

以"脉弦细，往来寒热、胸胁苦满、心烦喜呕、嘿嘿不欲饮食、口苦、咽干、目眩"为主症。

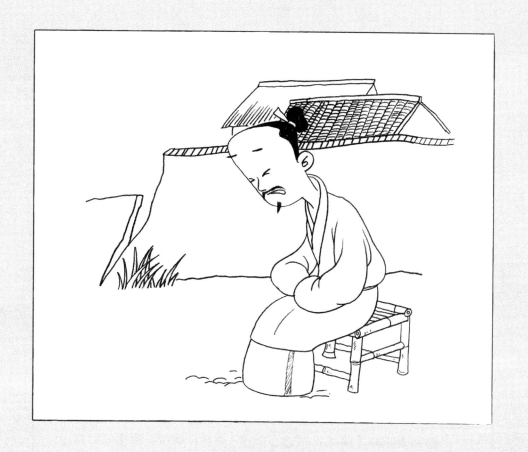

竹叶石膏汤

——大病回春终有时，灵活变通出神机

刘渡舟医案：张某，男，35岁。患温病经治疗两月，他证皆除，惟遗有"呃忒"发作不止，饮食俱废，诸医束手，不得已，经人介绍请新民县某老医生专程来治。

诊视毕，语其家人曰：此病汗、下之法屡用，津伤而胃气耗，今稀粥尚不能进，况于药乎？嘱浓煎大米令饮其汤，少调洋参末，每日服三次。至第五日，呃止而思食。

有魏医者问老医曰：公之方无非是轻描淡写，竟治愈大病，能为余等言耶?老医叹曰：《伤寒论》不云乎："凡病，若发汗，若吐，若下，若亡血、亡津液，阴阳自和者，必自愈。"此证胃阴虚而气亦耗，阴虚则津少而气逆，气耗则胃弱而不食。若用竹叶石膏汤虽亦对证，虑其胃虚已甚恐不能运药。改用大米煎汁所以养胃。五谷养胃胜似药物，以其性和而不偏，少加洋参以滋胃之气阴，量少则运，多则滞矣。治法不得不轻描淡写，君以为何如?魏医称善而退。

竹叶石膏汤方

竹叶二把　石膏一斤　半夏半升(洗)　麦门冬一升(去心)
人参二两　甘草二两(炙)　粳米半升

上七味，以水一斗，煮取六升，去滓，内粳米，煮米熟，汤成，去米。温服一升，日三服。

病机

六经：太阴病【病性：气虚、阴虚+实热；病位：里】

方证

伤寒解后，**虚羸少气**，**气逆欲吐**，**竹叶石膏汤**主之。(397)

病症

以"脉虚数，舌红少苔，少气不足以息，干呕欲吐，或伴纳呆、口渴、心烦、少寐"为主症。

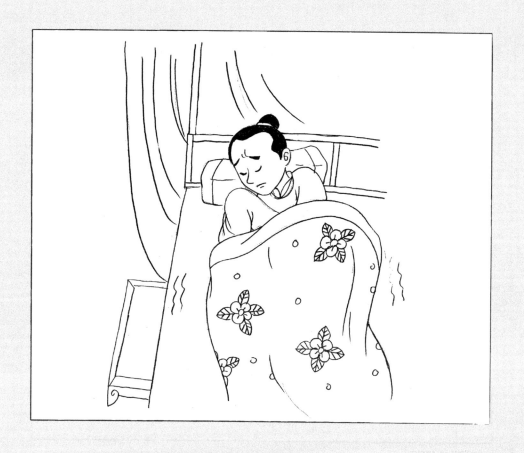

黄连阿胶汤

——妙手回春有伤寒，千年古方治今病

刘渡舟医案：张某，男，25岁。心烦意乱，尤其以入夜为甚，难以睡眠。常觉居室狭小，憋闷不堪，而欲奔赴室外。舌尖红赤起刺如草莓，脉数。

此乃心火燔烧而肾水不能上承，以致心肾不能相交，火盛于上，水亏于下，形成水火失济、阴阳不和之证。

黄连阿胶汤是治疗少阴阴虚火旺、心肾不交、水火失济之方。最常见的病证就是"心中烦，不得卧"。心烦不得卧寐是说心烦之证为重而并非一般，其舌脉的特点是：舌质红绛少苔或光绛无苔，甚则舌尖红赤起刺状如杨梅，脉细数或弦数。

黄连10克　黄芩6克　阿胶10克　白芍12克

鸡子黄2枚　竹叶6克　龙骨12克　牡蛎12克

服一剂烦减，二剂寐安。

黄连阿胶汤方

黄连四两　黄芩二两　芍药二两　鸡子黄二枚

阿胶三两（一云三挺）

上五味，以水六升，先煮三物，取二升，去滓，内胶烊尽，小冷，内鸡子黄，搅令相得，温服七合，日三服。

病机

六经：少阴病【病性：实热+阴虚；病位：里】

方证

少阴病，得之二三日以上，**心中烦，不得卧，黄连阿胶汤**主之。（303）

病症

以"脉沉细数，舌红少苔，口干咽燥，心中烦、不得卧"为主症。

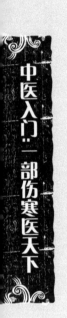

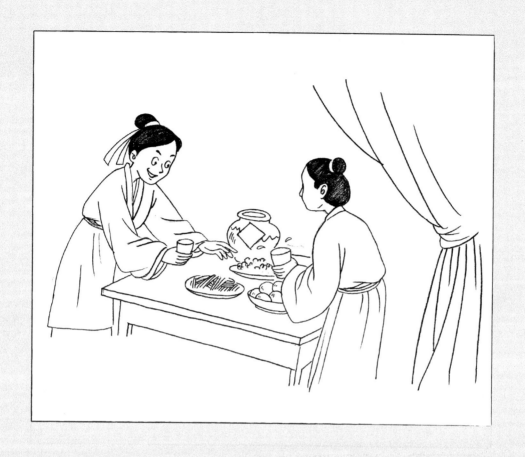

半夏泻心汤

——四诊合参不偏倚，一目了然看大局

刘渡舟医案：张某，男，36岁。心下痞满，恶心呕吐，大便稀溏，每日三四次。虽经多方治疗却难以收功。舌质红，苔白，脉弦滑。患者平素嗜好饮酒，常饮又多饮。

据心下痞而为泻心汤证；据恶心呕吐及有嗜酒酿痰的病史而确立为痰气痞。治宜半夏泻心汤。

半夏12克　干姜6克　黄连6克　黄芩6克

党参9克　大枣7枚　炙甘草9克

服一剂，大便泻出白色黏液甚多，呕恶大减。再一剂，痞、利俱减。四剂尽而病愈。

脾胃虚弱，气机升降失常是形成心下痞的发病基础，脾气不升则寒从内生，胃气不降则热从内起，这样又进一步导致了寒热之气错杂于中焦，所以这一类心下痞又往往被称为"寒热错杂痞"。

半夏泻心汤方

半夏半升（洗）　黄芩　干姜　人参　甘草（炙）各三两

黄连一两　大枣十二枚（擘）

上七味，以水一斗，煮取六升，去滓，再煎取三升，温服一升，日三服。

病机

六经：厥阴病【病性：（上）实热（下）虚寒；病位：里（上、下）】

方证

……**若心下满**……**但满而不痛者**，此为痞，柴胡不中与之，宜**半夏泻心汤**。（149）

病症

以"脉弦细数，苔白腻或微黄，舌色稍淡，心下痞，满而不痛，恶心呕吐，肠鸣，下利，纳呆，微渴"为主症。

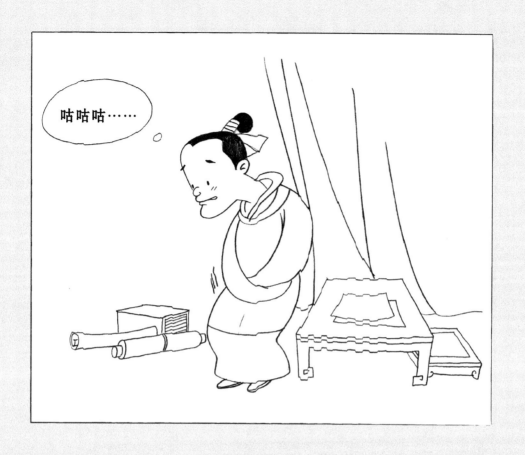

理中丸

——且看名医治自病，层层分析亦不难

刘渡舟医案： 刘渡舟先生在青少年时期，偶患腹泻下利，腹中疼胀。曾食生冷。[本书作者按：由于此例为刘渡舟先生回忆少时发生在自己身上的医案，故原案没有脉舌，为了方便读者学习，本书作者自行补入部分脉舌症状，仅供读者学习时参考。脉沉细，舌淡，苔白。口不渴。]

整体判断为实证还是虚证？表证还是里证（当然也包括虚实错杂证）？

脉沉细，舌淡，苔白，有可能为虚证。无脉浮、无恶寒，排除表证，故有可能为里证。综合而言，为"虚在里"。

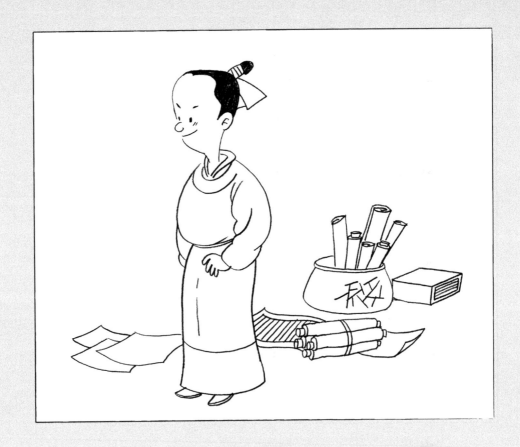

　　虚在里，就要进一步分析：是里虚在中焦，还是里虚在全身？是里证之气虚、血虚、津虚、阴虚【虚热】、阳虚【虚寒】的哪一个？

　　腹泻下利，腹中疼胀，口不渴，为阳虚[虚寒]在中焦（脾）。

　　让我们来看看刘渡舟本人是如何回忆真实的诊疗过程：

　　当时，刘渡舟先生自己分析病因：因食生冷而致脾寒作泻，于是就医于某老中医。

　　诊毕授以理中丸，嘱曰：白天服三丸，夜间服两丸。

　　刘渡舟先生服药一日，下利依旧，腹中仍疼胀。乃问于老医，胡不效耶？曰：腹犹未热？答：未觉。曰：第服之，俟腹热则病愈矣。后果然腹中发热而病愈。当时颇奇其术之神，后学《伤寒论》理中丸的方后注，方知出自仲景之手，而更叹老医学识之博。

理中丸方

人参　干姜　甘草(炙)　白术各三两

上四味，捣筛，蜜和为丸，如鸡子黄许大。以沸汤数合，和一丸，研碎，温服之，日三四，夜二服。腹中未热，益至三四丸，然不及汤。汤法，以四物依两数切，用水八升，煮取三升，去滓，温服一升，日三服。若脐上筑者，肾气动也，去术，加桂四两；吐多者，去术，加生姜三两；下多者，还用术；悸者，加茯苓二两；渴欲得水者，加术，足前成四两半；腹中痛者，加人参，足前成四两半；寒者，加干姜，足前成四两半；腹满者，去术，加附子一枚。服汤后，如食顷，饮热粥一升许，微自温，勿发揭衣被。

病机

六经：太阴病【病性：虚寒（或寒湿）；病位：里（中焦之脾）】

方证

大病瘥后，**喜唾，久不了了**，胸上有寒，当以丸药温之，宜**理中丸**。(396)

病症

以"脉缓弱，舌淡苔白，吐利频繁，发热头身疼痛不甚，不欲饮水，伴见腹中冷痛，喜温喜按"为主症。

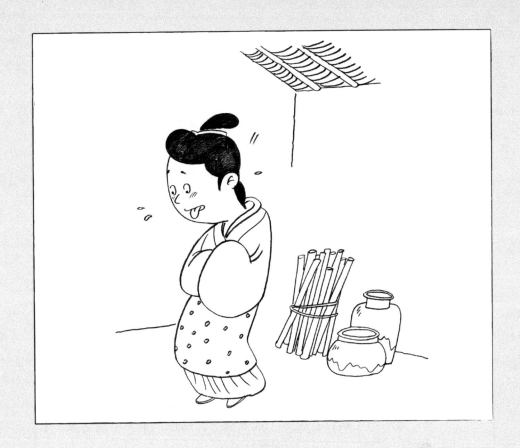

大柴胡汤

——经方也有猛将军，大柴胡汤至稳妥

刘渡舟医案：某女工，患心下坚满，短气胸闷，须太息后而舒。心烦恶心。曾多次服用舒肝调胃之药，但效果不明显。舌边红，脉沉弦有力。

此因肝胆气郁，日久化火，兼夹痰饮所致，非大柴胡汤不能克之。

柴胡12克　　黄芩6克　　半夏9克　　生姜15克

枳实6克　　白芍9克　　大黄6克　　大枣7枚

药成后分温三服，尽剂后则坚满诸症皆消。

大柴胡汤方见113页，因大柴胡汤属于阳明与少阳合病，故此方可有两类归属

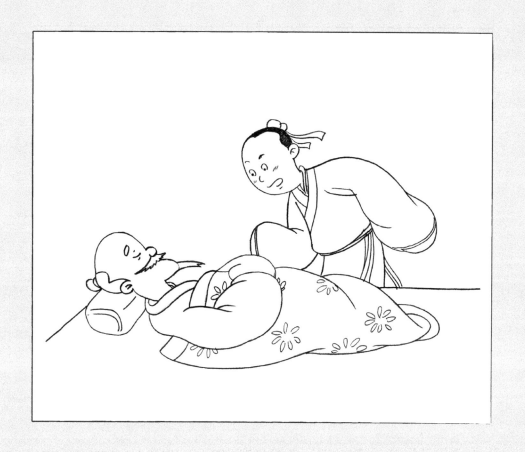

四逆汤

——一部伤寒医天下，最重虚实和表里

刘渡舟医案：曾治过一位姓唐的老人，年逾古稀，冬月患病，头痛，发热，鼻流清涕。自服成药羚翘解毒丸，前后共进六丸，即觉精神甚疲，手足发凉，其子请我为之诊。持脉未久，发现病人即侧头欲睡，脉不浮而沉，舌淡嫩苔白。

整体判断为实证还是虚证？表证还是里证（当然也包括虚实错杂证）？

脉不浮而沉，舌淡嫩，苔白，有可能为虚证。现在或曾经头痛，发热，鼻流清涕，虽然无脉浮，也有可能为表证。脉沉，亦有可能为里证。

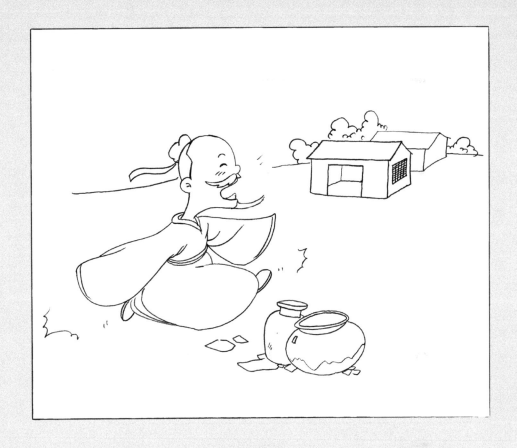

精神甚疲，手足发凉，侧头欲睡，皆说明为里虚证（全身重证，在肾），或兼表证（倘若患者"头痛、发热、鼻流清涕"的症状到刘渡舟先生诊病时仍然存在，则兼表证；倘若上述症状到刘渡舟先生诊病时已经不存在，则不兼表证）。

《伤寒论》原文直接给出了这个案例的答案：

《伤寒论》第281条：少阴之为病，脉微细，但欲寐也。

《伤寒论》第323条：少阴病，脉沉者，急温之，宜四逆汤。

《伤寒论》第92条：病发热、头痛，脉反沉，若不瘥，身体疼痛，当救其里，四逆汤方。

《伤寒论》第301条：少阴病，始得之，反发热，脉沉者，麻黄附子细辛汤主之。

一、倘若患者"头痛、发热、鼻流清涕"的症状到刘渡舟先生诊病时仍然存在，则兼表证。可以用四逆汤或麻黄附子细辛汤。或者表里双解，用麻黄附子细辛汤；或者急则舍表救里，用四逆汤。

二、倘若上述症状到刘渡舟先生诊病时已经不存在，则不兼表证。可以用四逆汤，而不用麻黄附子细辛汤。

让我们看看刘渡舟先生本人是如何诊治这个患者的：

刘渡舟先生当即告诉病家，此证属少阴伤寒，肾阳已虚，如再进凉药恐生叵测，而治当急温，以回肾阳。

刘渡舟先生为疏四逆汤，服一剂则神转旺，再剂手足转温。

四逆汤方

甘草二两（炙）　干姜一两半　附子一枚（生用，去皮，破八片）

上三味，以水三升，煮取一升二合，去滓，分温再服。强人可大附子一枚、干姜三两。

病机

六经：少阴病【病性：虚寒；病位：里（下焦）】

方证

少阴病，**脉沉者**，急温之，宜**四逆汤**。（323）

病症

以"脉微欲绝，吐利汗出，发热恶寒，四肢拘急，手足厥冷"或"既吐且利，小便复利，而大汗出，下利清谷（内寒外热）"为主症。

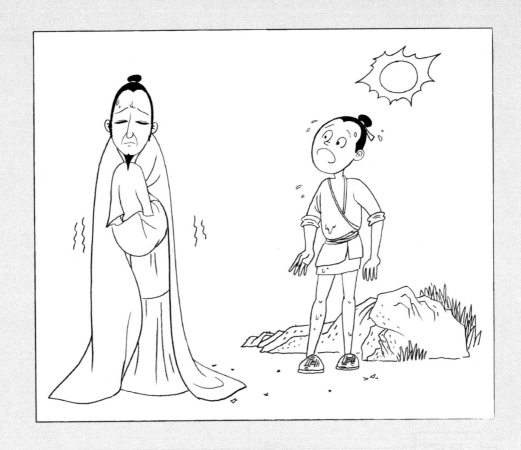

乌梅丸

——抓住辨证之龙头，一通百通析病症

范中林医案： 江某，男，39岁，成都市金牛区营门口乡农民。1977年8月下旬，在田间劳动时忽感全身难受，四肢发凉，头冒冷汗，腹痛肠鸣。旋即昼夜腹泻，下利频繁，夹脓带血。9月2日急来求诊。每日下利十余次，便稀带黏冻状，色黄赤，伴有腹痛，里急后重。兼见干呕、心烦、口渴、肢冷。舌质暗淡，尖部稍红，苔黄腻而厚。

患者干呕、心烦、恶心，舌尖较红，皆为上热。

肢体厥冷，小腹冷痛，下利清稀，间夹乌白冷冻，其下寒诸症尤为明显。

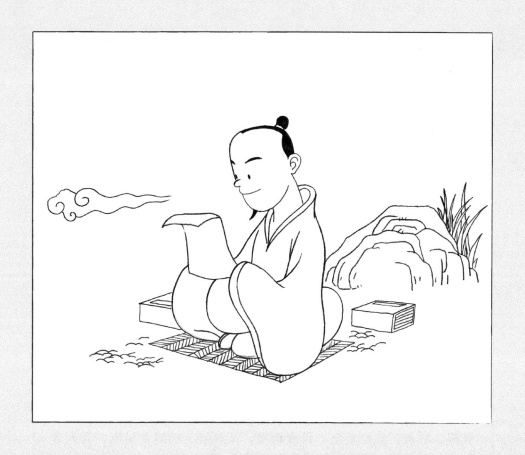

本例上热下寒之证十分明显。此为寒热错杂证肠澼，病在厥阴。

法宜驱邪扶正，寒热并用，以乌梅丸主之。

处方：

乌梅30克　辽细辛6克　干姜30克　黄连12克　当归10克

制附片60克(久煎)　蜀椒6克　桂枝10克　党参12克　黄柏10克

　2剂，忌食油荤、生冷。

上方连进两剂，肠澼痊愈。1979年6月随访，患者说一年前病愈后，至今未再复发。

乌梅丸方

乌梅三百枚　细辛六两　干姜十两　黄连十六两　当归四两

附子六两（炮，去皮）　蜀椒四两（出汗）　桂枝六两（去皮）　人参六两　黄柏六两

上十味，异捣筛，合治之，以苦酒渍乌梅一宿，去核，蒸之五斗米下，饭熟，捣成泥，和药令相得，内臼中，与蜜杵二千下，丸如梧桐子大，先食饮服十丸，日三服，稍加至二十丸。禁生冷、滑物、臭食等。

病机

六经：厥阴病【病性：（上）实热（下）虚寒；病位：上、下】

方证

……**脉微而厥**……**今病者静，而复时烦者**，此为脏寒。蛔上入其膈，故烦，须臾复止；**得食而呕**，又烦者，蛔闻食臭出，**其人常自吐蛔。**蛔厥者，**乌梅丸**主之。又主久利。（338）

病症

以"脉弦不任重按或弦而无力，出现肝病的症状，两胁胀痛，肝经所循部位的胀痛，如胸闷，少腹痛，腿痛，头痛，冠心病心绞痛的心前区痛，寒热错杂，精神不振，懈怠无力，转筋，痉挛，头痛，吐利，胃脘痛，经行腹痛等，但见一二症"为主症。

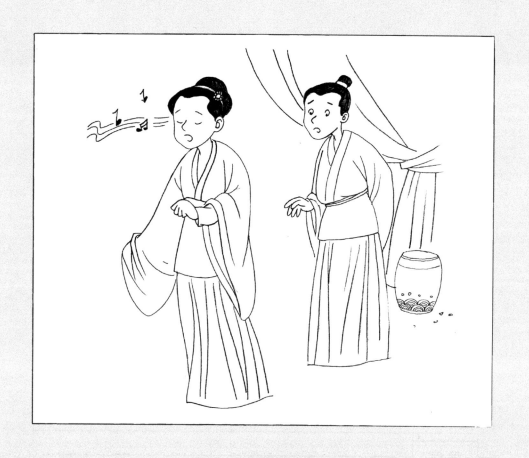

猪肤汤

——声音嘶哑心焦急，辨证论治始豁然

刘渡舟医案： 某女，20岁。因歌唱过度而致咽喉疼痛，声音嘶哑，屡服麦冬、胖大海之类药物无效，适值演出之时，心情十分焦急。视其舌质红而少苔，脉细。

辨为肺肾阴虚，虚火上扰之"金破不鸣"证。

净猪肤半斤。上一味，熬汤成后调入鸡子白，徐徐呷服，服药尽则咽痛止而音哑除。

猪肤汤治疗虚火上扰所致的咽痛证，疗效甚好，只可惜现今临床上很少采用此法，动辄用麦冬、沙参、玉竹、生地及蝉衣、玉蝴蝶之类。非但不效，反而因其滋腻而生痰湿。

猪肤汤方

猪肤一斤

上一味，以水一斗，煮取五升，去滓，加白蜜一升，白粉五合，熬香，和令相得，温分六服。

病机

六经：太阴病【病性：虚热/阴虚；病位：里】

方证

……**下利，咽痛，胸满，心烦，猪肤汤**主之。（310）

病症

以虚火上炎的"咽痛、咽部红肿较轻，伴见咽干咽痒或呛咳少痰"为主症。

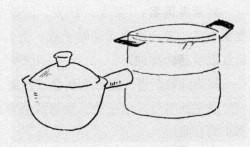

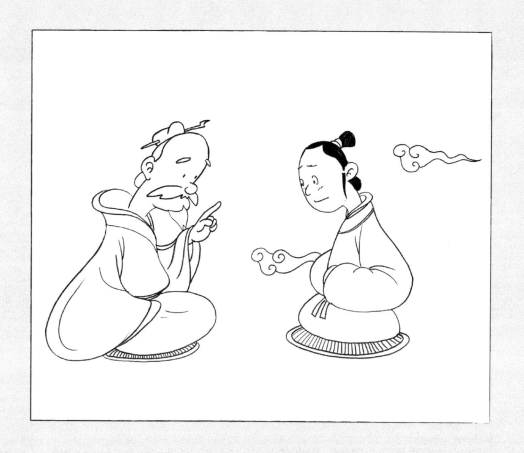

炙甘草汤

——心常跳跃不宁症，经方十剂可祛除

曹颖甫医案：律师姚某，现住小西门外大兴街。尝来请诊，眠食无恙，按其脉结代，约十余至一停，或二三十至一停不等。又以事繁，心常跳跃不宁。

此仲师所谓"心动悸，脉结代，炙甘草汤主之"之证是也。因书经方与之。

炙甘草四钱　生姜三钱　桂枝三钱　潞党参二钱　生地一两
真阿胶二钱（烊冲）　麦冬四钱　麻仁四钱　大枣四枚
服十余剂而瘳。

炙甘草汤方

甘草四两（炙）　　生姜三两（切）　　人参二两　　生地黄一斤

桂枝三两（去皮）　　阿胶二两　　麦门冬半升（去心）　　麻仁

半升　　大枣三十枚（擘）

上九味，以清酒七升，水八升，先煮八味取三升，去滓，内胶

烊消尽，温服一升，日三服。一名复脉汤。

病机

六经：少阴病【病性：虚热/阴虚+阳虚；病位：里（心）】

方证

伤寒，**脉结代，心动悸，炙甘草汤**主之。（177）

病症

以"脉结代，心动悸"为主症。

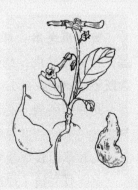

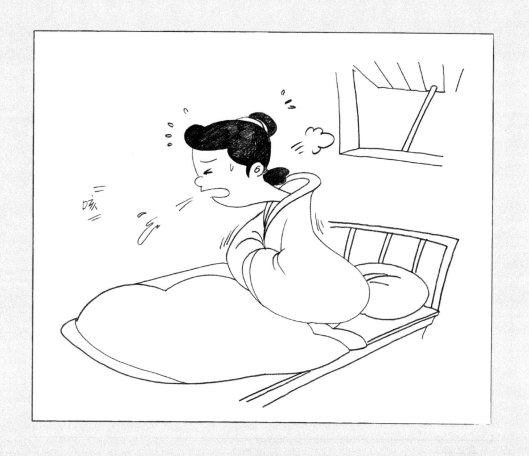

猪苓汤

——要抓主证亦非易，几经波折才可抓

刘渡舟医案：崔某，女，35岁。因产后腹泻，误认是脾虚，曾服不少补药，而病不愈。其脉沉而略滑，舌绛、苔薄黄，下利而口渴。（自述睡眠不佳，咳嗽而下肢浮肿，尿黄而不利）

初诊：作厥阴下利治之，投白头翁汤，服后不见效。复诊：自述睡眠不佳，咳嗽而下肢浮肿，尿黄而不利。聆听之后，思之良久，恍然而悟，此乃猪苓汤证。《伤寒论》第319条云："少阴病，下利六七日，咳而呕渴，心烦不得眠者，猪苓汤主之"。验之此证，小便不利，大便下利，肢

肿而少寐，与猪苓汤主证颇为合拍。

处方：猪苓10克，茯苓10克，泽泻10克，阿胶10克（烊化）。

此方连服五剂，小便通畅，腹泻随止，而诸症皆除。由上述治案可见，抓不住主证，则治疗无功，抓住了主证，则效如桴鼓。然抓主证亦非容易，往往要几经波折，才能抓住。

猪苓汤方

猪苓（去皮）　　茯苓　泽泻　阿胶　滑石（碎）各一两

上五味，以水四升，先煮四味，取二升，去滓，内阿胶烊消，温服七合，日三服。

病机

六经：厥阴病（阳明病、少阴病）【病性：阴虚或津虚（血虚）+水+实热；病位：里】

方证

……下利，六七日，**咳而呕渴，心烦不得眠者**，猪苓汤主之。（319）

病症

以"脉浮，发热，口渴，小便不利，或见下利，咳而呕，心烦不得眠"为主症。

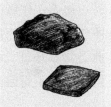

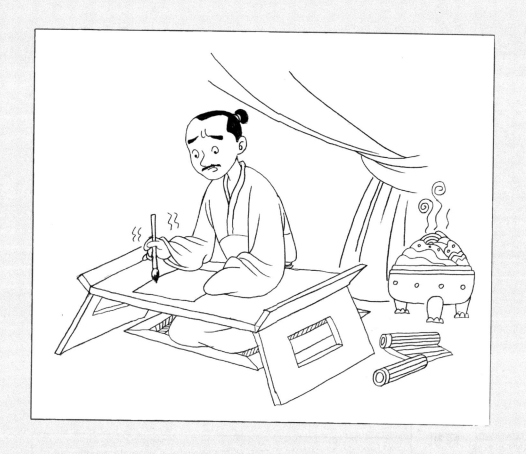

四逆散

——错综复杂疑难病，左右为难细思量

刘渡舟医案：全某，男，32岁。患者手足厥冷，疼痛麻木，不堪其苦。厥冷时手足汗出，其汗出程度随厥冷之深浅而变。厥深则汗多，厥浅则汗少。曾服附子、干姜等回阳救逆而无效。视其人体格健壮，面颊丰腴，两目有神，绝非虚人之象。诊其脉沉弦而有力，舌质红苔白。

脉沉有力，主肝胆气机郁结。

气郁阳结，疏泄不利，则阳气受阻不能达于四肢，所以四肢厥冷。

然阳郁则热逼津外渗故汗出。

此非阳虚之寒厥，亦非阳盛之热厥，乃是"阴阳不相顺接"之气郁厥证。用四逆散疏达气血以通阳气，使阴阳气相互顺接则愈。

柴胡10克　枳实10克　白芍10克　炙甘草10克

服药一剂后，患者自觉有气自心下部位往下行走，直抵少腹，腹中微微而动，顿感周身轻爽，随之而手足转温，汗出减少。

四逆散方

甘草（炙）　　枳实（破，水渍，炙干）　　柴胡　芍药

上四味，各十分，捣筛，白饮和服方寸匕，日三服。咳者，加五味子、干姜各五分，并主下利；悸者，加桂枝五分；小便不利者，加茯苓五分；腹中痛者，加附子一枚，炮令坼；泄利下重者，先以水五升，煮薤白三升，煮取三升，去滓，以散三方寸匕，内汤中，煮取一升半，分温再服。

病机

六经：阳明病（或少阳病）【病性：气滞；病位：里（中焦之肝）】

方证

……四逆，其人或咳，或悸，或小便不利，或腹中痛，或泄利下重者，四逆散主之。（318）

病症

以"四肢厥逆，或见腹痛、泄利下重、咳嗽、心下悸、小便不利"为主症。

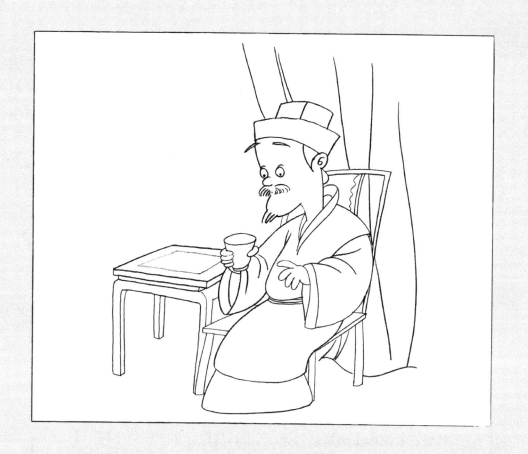

厚姜半甘参汤

——"无症可辨"凭脉舌，不分已病和未病

刘观涛医案：有一老者因陪伴他人就诊而"顺便"调理一下自己的身体。老人曾在广东生活工作大半辈子，有喝中药调理的习惯。脉重按无力，舌淡苔略白，别无所苦，即没有明显的病症。

有些中医同行对于这种"无症可辨"的情况颇为挠头。其实，症状虽无偏颇，但脉舌已漏玄机，我径直而书厚朴生姜半夏甘草人参汤。

厚朴10克，生姜3片，半夏10克，炙甘草6克，党参10克。

该老者亦通医，问我曰："我腹胀的症状并不明显，你为什么径用主治腹胀满的'厚朴生姜半夏甘草人参汤'？"

我笑曰："我所用的，已经不是'厚朴生姜半夏甘草人参汤'，而是'人参甘草半夏生姜厚朴汤'。根据你脉重按无力、舌淡苔略白的脉证，以人参、甘草来治疗你的胃气虚弱；而胃气虚弱容易导致湿阻、气滞，故以半夏、生姜治疗湿阻，以厚朴治疗气滞。虽然当下湿阻、气滞之症状尚不明显，但是气虚的存在，势必导致这些隐患。现在，"已病"和"未病"同治，不亦乐乎？"老者含笑颔首。

厚朴生姜半夏甘草人参汤方

厚朴半斤（炙，去皮）　生姜半斤（切）　半夏半升（洗）

甘草二两（炙）　人参一两

上五味，以水一斗，煮取三升，去滓，温服一升，日三服。

病机

六经：太阴病【病性：气虚+气滞；病位：里（中焦之脾）】

方证

发汗后，**腹胀满者，厚朴生姜半夏甘草人参汤**主之。（66）

病症

以"舌淡苔白腻，或常有腹胀满，午后为甚，食入增剧，食消则减"为主症。

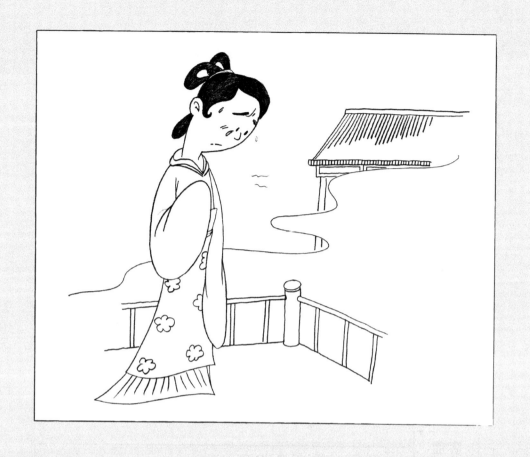

栀子甘草豉汤

——单刀直入三味药，千军万马在奔腾

刘观涛医案：患者张某，女。胸中满闷，心烦不宁，自觉少气。脉略数，寸脉独浮，舌苔薄黄。二便正常。

径直给患者开栀子甘草豉汤，药仅三味。患者望之摇头，言如此少的药物怎能治病？

吾曰："经方药物精简，但组合起来，如有千军万马之势。此言乃经方大家刘渡舟先生所言。当然，药物不在多少，而在能否治病，你服用一周，如果自觉无效，说明药不对症！"

143

数日后，患者告曰：仅服药三剂，病症就已经完全缓解。

栀子甘草豉汤方

栀子十四个（擘）　　甘草二两（炙）　　香豉四合（绵裹）

上三味，以水四升，先煮栀子、甘草，取二升半，内豉，煮取一升半，去滓，分二服，温进一服，得吐者，止后服。

病机

六经：阳明病[病性：实热+气虚；病位：里（上焦之胸膈）]

方证

……虚烦不得眠，若剧者，必反覆颠倒，心中懊憹，栀子豉汤主之；若少气者，栀子甘草豉汤主之……（76）

病症

以"苔黄，心烦不得眠，心中懊憹，反覆颠倒，或胸中窒，或心中结痛"并兼"短气"为主症。

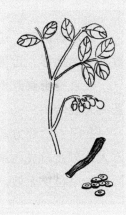

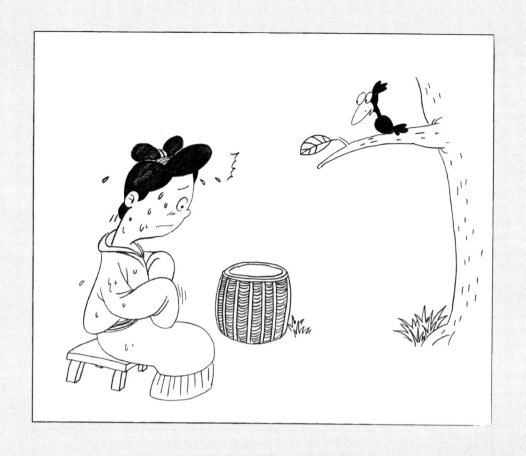

桂枝汤

——一方也可归多经，谁曰左右不逢源

刘渡舟医案：李某，女，53岁。患阵发性发热汗出已经一年多，每天发作2~3次，饮食及大小便基本正常。脉缓而软，舌质淡苔白。

曾经按阴虚性发热治疗，服药二十多剂无效。

《伤寒论》说："病人脏无他病，时发热自汗出而不愈者，此卫气不和也。先其时发汗则愈，宜桂枝汤。"

桂枝9克　白芍9克　生姜9克　大枣12枚　炙甘草6克　2剂。

服药后啜热稀粥，得微汗出而愈。

按:《经方实验录》曰："桂枝汤能治表证，又能治里证，表里不一，方药却同"。

桂枝汤方

桂枝三两(去皮)　芍药三两　甘草二两(炙)　生姜三两(切)

大枣十二枚(擘)

上五味，呹咀三味，服已须臾，啜热稀粥一升余，以助药力。温覆令一时许，遍身漐漐微似有汗者益佳，不可令如水流漓，病必不除。若一服汗出病瘥，停后服，不必尽剂。若不汗，更服依前法。又不汗，后服小促其间。半日许，令三服尽。若病重者，一日一夜服，周时观之。服一剂尽，病证犹在者，更作服。若汗不出，乃服至二三剂。禁生冷、黏滑、肉面、五辛、酒酪、臭恶等物。

病机

六经：太阴病【病性：气虚；病位：里】

方证

病人藏无他病，时发热自汗出而不愈者，此卫气不和也，先其时发汗则愈，宜**桂枝汤。**（54）

病症

以"自汗及阵发性发热、汗出久久不愈（无明显脏腑病变及其他表里证）"为主症。

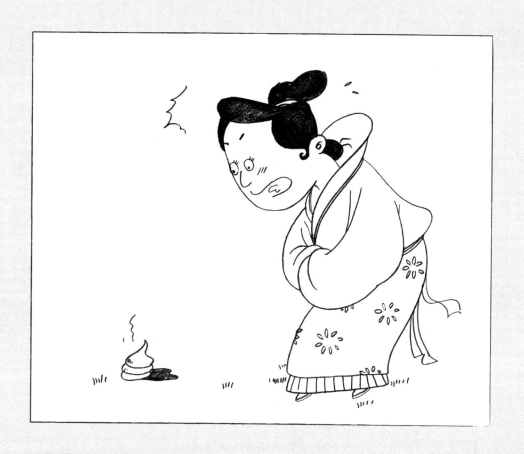

桃核承气汤

——血下重症如何办，跳出书外乃真知

曹颖甫医案：罗夫人，七月二十三日。腹满胀，转矢气则稍平，夜不安寐。大便行，则血随之而下。脉弦，大便硬。

以症状论，有似脾虚不能统血。然大便硬，则绝非脾脏之虚，以脾虚者便必溏也。脉弦，宜桃仁承气汤。

桃仁泥三钱　生川军二钱（后下）　川桂枝三钱

生草一钱　芒硝钱半（冲）

病者服二剂后，大便畅而血止矣。

147

姜佐景按：大论曰："太阳病不解，热结膀胱，其人如狂，血自下，下者愈。其外不解者，尚未可攻，当先解其外。外解已，但少腹急结者，乃可攻之，宜桃核承气汤。"

本条之意若曰："有人患太阳病，或延不医治，或医不如法，以致太阳病不解。同时其人又作他病，即热结于下焦少腹之里，发为动作如狂。设其人正气旺盛，自能逐下瘀血，如是，血自下者其病得愈。设其人正气不旺，无力逐邪者，当用药以攻之。但此时如其外太阳病依然未解，尚未可攻，当先解外。外解已，但少腹急结者，乃可用桃核承气汤攻之。"

桃核承气汤方

桃仁五十个（去皮尖）　　大黄四两　　桂枝二两（去皮）

甘草二两（炙）　　芒硝二两

上五味，以水七升，煮取二升半，去滓，内芒硝，更上火，微沸下火，先食，温服五合，日三服，当微利。

病机

六经：阳明病【病性：血瘀+实热（结）；病位：里（下焦）】

方证

……热结膀胱，**其人如狂**，血自下，下者愈。……但**少腹急结者，乃可攻之，宜桃核承气汤**。（106）

病症

以"脉沉涩，舌红苔黄或有瘀斑，少腹急结，小便自利，其人如狂，或发热，午后或夜间为甚"为主症。

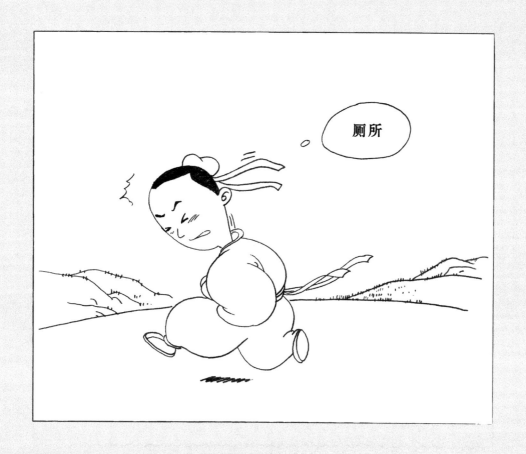

桂枝加芍药汤

——每天腹泻疑难病，一年痛苦四剂除

刘渡舟医案：有个姓王的患者，男，46岁，大便下利达一年之久。每日腹泻3～6次，呈水样便，并夹有少量脓血，伴有里急后重，腹部有压痛，以左下腹为甚，畏寒，发热（37.5℃左右）。舌红，苔白，脉沉弦。

本书作者辨证：

下利，腹泻，呈水样便，脉沉，为虚在里之太阴病或少阴病。

夹有少量脓血，伴有里急后重，腹部有压痛，以左下腹为甚，脉弦，为血瘀在里之芍药证。畏寒，发热，舌红，苔白，为实在表之太阳病。

能够兼容上述三类病机的方剂，只有桂枝加芍药汤（其中，桂枝汤既为虚在里的太阴病，又可为实在表的太阳病）。

刘渡舟辨证：

患痢日久，致脾胃不和，气血不调。

腹泻而痛，里急后重，痛则不通，为脾家气滞血瘀之象。

脾为土，肝属木，脾家气血不利，而使肝木之气不达，故其脉见沉弦。

又因久利伤阴，气血郁滞，脾阴不和，故见舌红。

治用桂枝加芍药汤，运用本方抓住"脾胃不和、气血不利和肝木乘土"三个环节，则用之不殆，历验不爽。

桂枝10克，白芍30克，炙甘草10克，生姜10克，大枣12枚。

服汤2剂，下利次数显著减少，腹中颇觉轻松。3剂后则大便基本成形，少腹之里急消失，服至4剂则诸症霍然而瘳。

桂枝加芍药汤方

桂枝三两（去皮）　　芍药六两　　甘草二两（炙）　　大枣十二枚（擘）　　生姜三两（切）

上五味，以水七升，煮取三升，去滓，温分三服。本云，桂枝汤，今加芍药。

病机

六经：太阴病【病性：（脾）气虚+气滞血瘀；病位：中焦】

方证

本太阳病，医反下之，**因尔腹满时痛者**，属太阴也，**桂枝加芍药汤**主之……（279）

病症

以"脉弱，腹满时痛"为主症，亦可无"食不下、呕吐、下利"。

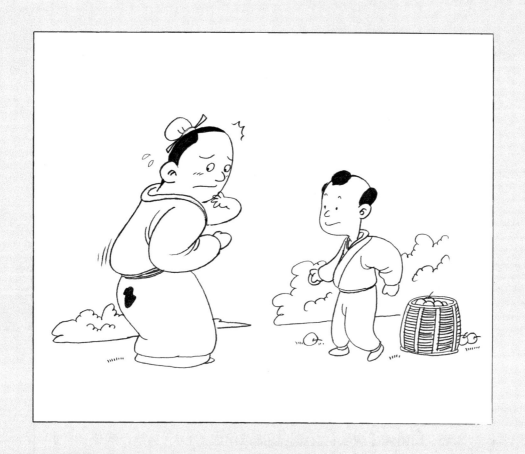

猪苓汤

——一代大医岳美中，辨证精细又入微

岳美中医案：施某，男性，53岁，印尼华侨。1962年4月16日初诊：两个月前开始右侧腰痛，尿血，经某医院X线摄片检查发现，右侧输尿管相当于第3腰椎之下缘处，有约0.8厘米×0.5厘米之结石阴影。同年3月，又进行泌尿系统静脉造影，结石下移至骨盆腔，估计距离输尿管口约5厘米，因来求诊。

对于泌尿系统结石属于下焦湿热者，常用石韦散、八正散、猪苓汤等方剂，若湿热踞于下焦，灼伤阴络，尿血者，苦寒清利之品非所宜，若勉为其用，必更损阴液，此时应以猪苓汤治之。猪苓、茯苓甘平，泽泻、滑石甘寒，清利湿热而不伤阴；阿胶养血止血，而不碍清利。

疏以猪苓汤治之。

处方：猪苓9克，茯苓9克，泽泻12克，滑石18克，阿胶9克。水煎服。

5月2日二诊：前方服14剂，小便血止，尿转短赤，仍腰痛。一周前腹部平片检查，结石位置未动，血止阴复后，再用石韦散加减收功。上方服近20剂，结石排出，诸症消失而痊愈。

> 猪苓汤方
>
> 　猪苓（去皮）　　茯苓　泽泻　阿胶　滑石（碎）　　各一两
> 　上五味，以水四升，先煮四味，取二升，去滓，内阿胶烊消，温服七合，日三服。

病机

六经：阳明病【病性：血虚（阴虚或津虚）+水+实热；病位：里】

方证

若脉浮发热，渴欲饮水，小便不利者，猪苓汤主之。（223）

病症

以"脉浮，发热，口渴，小便不利，或见下利，咳而呕，心烦不得眠"为主症。

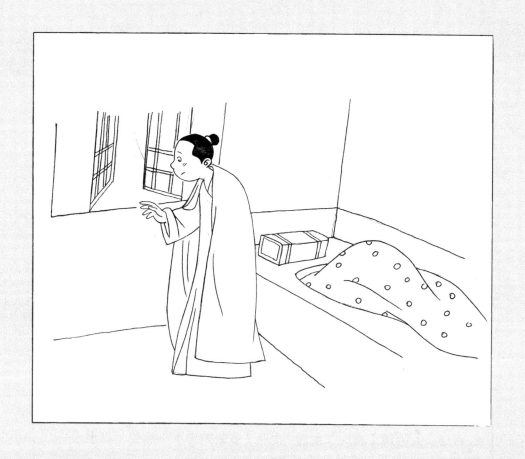

当归四逆汤

——如此重症谁能治，手到病除靠伤寒

朱春庐医案：闵某，男性，32岁。3个月来头顶每日阵发性掣痛，昼夜不休，无呕吐，自觉时冷时热，胸闷不舒，形瘦食减，面容苍白，常终夜失眠，恶闻声响，惧怕亮光，故喜塞牖闭户，垂帐孤眠，稍闻吵闹，则痛势更剧，四肢厥冷，脉细如丝，舌质淡白不泽。

此患形体消瘦，面色苍白，终夜失眠，脉细如丝，为血虚无疑。

四肢厥冷，舌质淡白不泽，乃寒邪凝滞所致。

营血亏虚，寒滞经脉，所以头痛不止。虽未见手足厥寒，但病机与当归四逆汤方证无异，故投以当归四逆汤治之。

拟方：当归10克，桂枝5克，生白芍6克，北细辛1.5克，炙甘草5克，木通1.5克，熟枣仁12克，大红枣20枚。连服10剂，头痛逐日减轻，复诊时述大便干燥，常间日而行。原方加细生地、火麻仁各10克，再服3剂，头痛告愈。大便、食欲亦转正常，惟形瘦未复，且时有失眠，稍劳则心悸乏力，乃以六味地黄加当归以善其后。

当归四逆汤方

当归三两　桂枝三两（去皮）　芍药三两　细辛三两
甘草二两（炙）　通草二两　大枣二十五枚（擘，一法，十二枚）

上七味，以水八升，煮取三升，去滓，温服一升，日三服。

病机

六经：太阴病【病性：血虚+实寒（或兼阳虚）；病位：里】

方证

手足厥寒，脉细欲绝者，当归四逆汤主之。（351）

病症

以"脉细欲绝（脉细如丝，若有若无），手足厥寒，或见四肢关节疼痛，身痛腰痛，或见月经衍期，量少色暗，痛经"为主症。

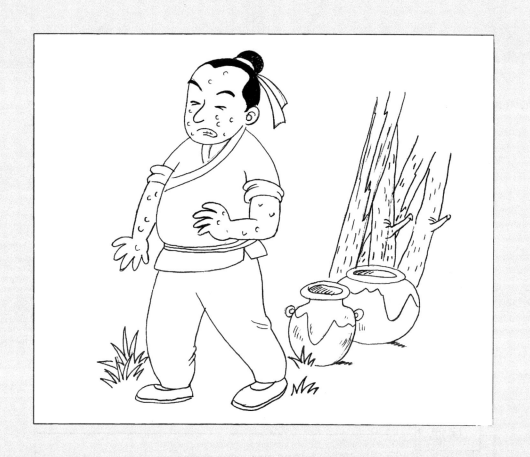

麻黄连轺赤小豆汤

——周身瘙痒不得休，辨证知机显身手

刘渡舟医案：高某某，男，20岁。周身泛起皮疹，色红成片，奇痒难忍，用手搔之划缕成痕而高出皮面。举凡疏风清热利湿之药尝之殆遍而不效。微恶风寒，小便短赤不利，舌苔白而略腻，切其脉浮弦。

辨为风湿客表，阳气怫郁而有郁热成疸之机。

疏方：麻黄9克，连翘9克，杏仁9克，桑白皮9克，赤小豆30克，生姜12克，炙甘草3克，大枣7枚。

仅服2剂，微见汗出而瘥。

麻黄连轺赤小豆汤方

　　麻黄二两（去节）　　连轺二两（连翘根）　　杏仁四十个（去皮尖）　　赤小豆一升　　大枣十二枚（擘）　　生梓白皮一升（切）

　　生姜二两（切）　　甘草二两（炙）

　　上八味，以潦水一斗，先煮麻黄再沸，去上沫，内诸药，煮取三升，去滓，分温三服，半日服尽。

病机

六经：阳明病（或兼太阳病）【病性：湿热；病位：里（或兼表）】

方证

伤寒，瘀热在里，身必黄，**麻黄连轺赤小豆汤**主之。（262）

病症

　　以"身痒、小便不利而色黄，或身黄、目黄如橘子色（或常兼发热，恶寒，无汗）"为主症。

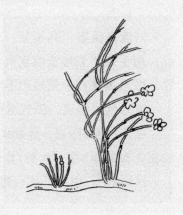

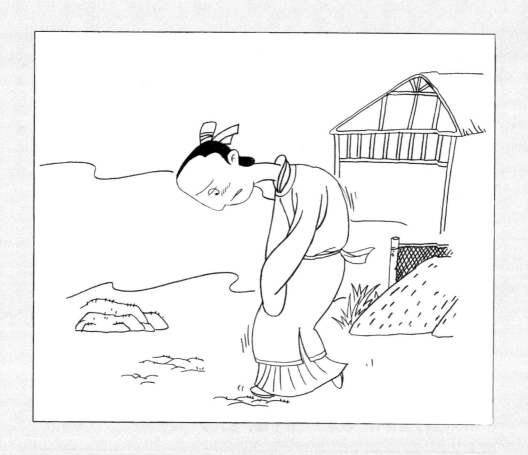

附子汤

——甚感不适来就诊，辨证论治始豁然

　　俞长荣医案：陈某，男，30岁。初受外感，咳嗽，愈后但觉精神萎靡，食欲不振，微怕冷，偶感四肢腰背酸痛。自认为病后元气未复，未即就医治疗。拖延十余日，天天如是，甚感不适，始来就诊。脉象沉细，面色苍白，舌滑无苔。

　　此乃脾肾虚寒，中阳衰馁，治当温补中宫，振奋阳气，附子汤主之。处方：炮附子9克，白术12克，横纹潞9克，杭芍（酒炒）6克，茯苓9克。水煎服。

服1剂后，诸症略有瘥减，次日复诊，嘱按原方续服2剂。过数日，于途中遇见，病者愉快告云：前后服药3剂，诸症悉愈，现已下田耕种。

附子汤方

附子二枚（炮，去皮，破八片）　茯苓三两　人参二两

白术四两　芍药三两

上五味，以水八升，煮取三升，去滓，温服一升，日三服。

病机

六经：少阴病【病性：阳虚+寒湿；病位：里】

方证

少阴病，**身体痛，手足寒，骨节痛，脉沉者**，附子汤主之。（305）

病症

以"脉沉，背恶寒，口中和，身体痛，骨节痛，手足寒"为主症。

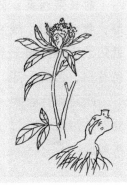

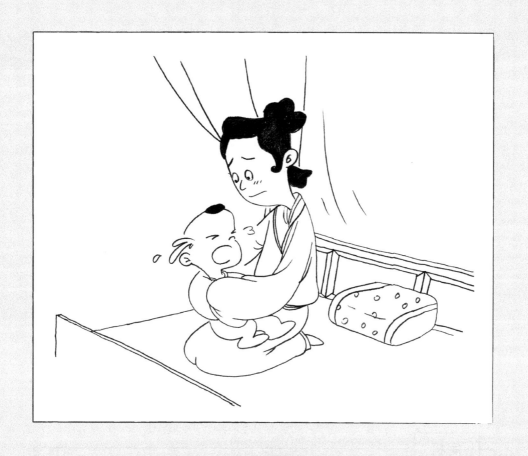

五苓散

——小儿阴囊肿张案，丝丝入扣来辨证

范中林医案：患儿何某，男，6个月，成都某局职工之子。患儿连日来哭啼不休，饮食大减，面青黄，体消瘦，父母不知何故。某日突然发现小儿阴囊肿胀，如鸡子大，似水晶重坠，少腹按之有水声，急来求诊。

小儿阴囊肿胀，少腹按之有水声，为水证。本例小儿水疝，主要为寒湿凝滞阴器，膀胱气化失常，气之所积，久而不散，水液停聚，致阴囊肿痛。此为寒湿凝聚，经脉不通，气滞于下，水湿浸渍于阴囊。

法宜化气行水，温肾散寒，以五苓散加味主之。

处方：

猪苓6克　茯苓6克　泽泻6克　白术6克

桂枝6克　上肉桂3克

上方服 1 剂，肿胀消，疼痛止。

本例疝病属于太阳证水蓄之疝，以五苓散主之。不仅小儿或男子水疝可用，妇女类似之病变亦可移用。如一青年妇女，小腹凉麻，下阴重坠，阵阵抽引疼痛。范老从手足太阳同时入手，以五苓散加重二桂于利水之中，大宣阳气，药服两剂亦愈。

五苓散方

猪苓十八铢（去皮）　泽泻一两六铢　白术十八铢

茯苓十八铢　桂枝半两（去皮）

上五味，捣为散，以白饮和服方寸匕，日三服。多饮暖水，汗出愈。如法将息。

病机

六经：阳明病（或兼太阳病）【病性：水；病位：里之膀胱（或兼表证）】

方证

……其人渴而口燥烦，小便不利者，五苓散主之。……（156）

病症

以“小便不利，小腹硬满或胀满，渴欲饮水但饮后欲吐（或兼发热恶寒，苔白滑，脉浮或浮数）”为主症。

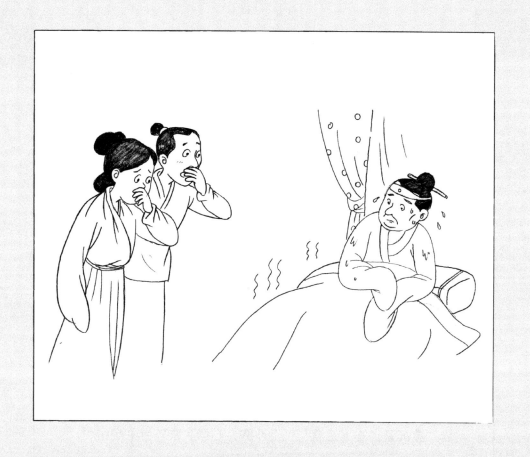

苓桂术甘汤

——心肌梗死冠心病，起死回生靠经方

刘渡舟医案：陆某，男，42岁。因患冠心病心肌梗死住院。症状为：心前区疼痛，自觉有气上冲咽喉，气窒殊甚，周身出冷汗。脉弦而结，舌淡苔白。

乃用苓桂术甘汤（茯苓15克，桂枝10克，白术10克，炙甘草6克），仅服10余剂，则其病转安。

茯苓桂枝白术甘草汤方

茯苓四两　桂枝三两（去皮）　白术　甘草（炙）各二两

上四味，以水六升，煮取三升，去滓，分温三服。

病机

六经：太阴病【病性：脾虚+水；病位：里（中焦）】

方证

伤寒若吐、若下后，**心下逆满，气上冲胸，起则头眩，脉沉紧，发汗则动经，身为振振摇者，茯苓桂枝白术甘草汤**主之。（67）

病症

以"脉沉紧，心下逆满，气上冲胸，心悸头眩"为主症。

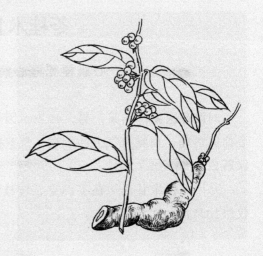

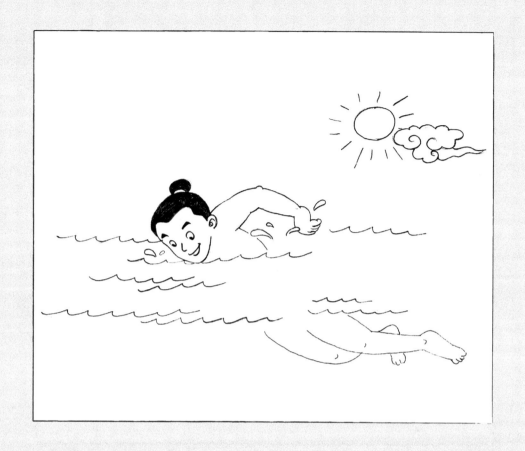

小青龙汤

——望闻问切要仔细，一剂可愈咳嗽病

姜佐景医案：张君志明为余之好友，恙无大小，每必垂询。某晨，君又贲临，曰：咳嗽小恙耳，何久治不瘥？因询之曰：君于夏月尝习游泳乎？曰：然。君之咳遇寒则增剧乎？曰：然。余乃慰之曰：此证甚易，一剂可愈，幸毋为虑。

因书方与之：初诊张志明先生，住五洲大药房。十月十八日。暑天多水浴，因而致咳，诸药乏效，遇寒则增剧。此为"心下有水气，小青龙汤主之"。

净麻黄钱半　川桂枝钱半　大白芍二钱　生甘草一钱　北细辛钱半
五味子钱半　干姜钱半　姜半夏三钱

越二日，来告曰：咳瘥矣！

小青龙汤方

麻黄（去节）　芍药　细辛　干姜　甘草（炙）

桂枝（去皮）各三两　五味子半升　半夏半升（洗）

上八味，以水一斗，先煮麻黄，减二升，去上沫，内诸药，煮取三升，去滓，温服一升。若渴，去半夏，加栝楼根三两；若微利，去麻黄，加荛花，如一鸡子，熬令赤色；若噎者，去麻黄，加附子一枚，炮；若小便不利，少腹满者，去麻黄，加茯苓四两；若喘，去麻黄，加杏仁半升，去皮尖。且荛花不治利，麻黄主喘，今此语反之，疑非仲景意。

臣亿等谨按：小青龙汤，大要治水。又按《本草》，荛花下十二水，若水去，利则止也。又按《千金》，形肿者应内麻黄，乃内杏仁者，以麻黄发其阳故也。以此证之，岂非仲景意也。

病机

六经：阳明病/太阴病（或兼太阳病）【病性：饮"实寒之饮/虚寒之饮"；病位：里（或可兼表"实寒"）】

方证

伤寒表不解，心下有水气，**干呕发热而咳，或渴，或利，或噎，或小便不利、少腹满，或喘者**，小青龙汤主之。（40）

病症

以"脉弦紧，舌苔白滑，咳喘，痰稀色白"为主症。

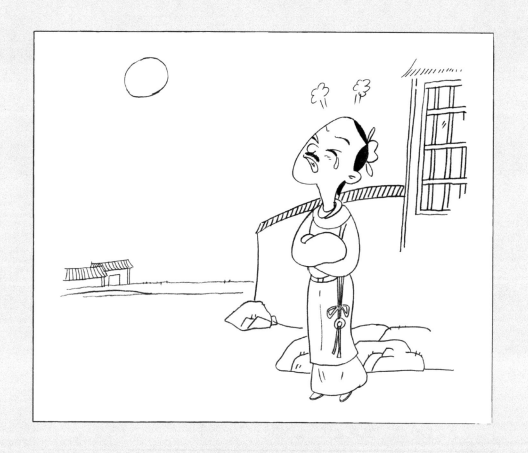

柴胡桂枝干姜汤

——错综复杂最易错，分清病性和病位

孟永利医案：患者姓王，病六日，服用西药未效，出现往来寒热，口苦，咽干，心烦，胸胁苦满，上腹揉按有水声，小便不利，舌淡红，苔白滑，脉弦细。

往来寒热，口苦，咽干，心烦，胸胁苦满，舌淡红苔白，脉弦细，为邪犯少阳，胆火内郁，枢机不利。

上腹揉按有水声，小便不利，苔白滑，为水饮证。

证属少阳经病，兼水饮内停之证。

宜和解少阳，兼治水饮。方用柴胡桂枝干姜汤出入：

柴胡9克，黄芩9克，桂枝6克，干姜4.5克，茯苓9克，陈皮6克，泽泻6克，粉甘草3克。

服2剂，寒热解，胸胁苦满及停饮症状消失，小便通畅。惟神疲乏力，食欲不振，改予调理脾胃剂善后。

柴胡桂枝干姜汤方

柴胡半斤　桂枝三两（去皮）　　干姜二两　　栝楼根四两
黄芩三两　牡蛎二两（熬）　　甘草二两（炙）

上七味，以水一斗二升，煮取六升，去滓，再煎，取三升，温服一升，日三服，初服微烦，复服，汗出便愈。

病机

六经：厥阴病【病性：（上之胆）少阳"实热在半表半里"+（下之脾）饮"虚寒之饮"；病位：上+下】

方证

伤寒五六日，已发汗而复下之，**胸胁满，微结，小便不利，渴而不呕，但头汗出，往来寒热，心烦者**，此为未解也，**柴胡桂枝干姜汤**主之。（147）

病症

以"上胆热（口苦、口渴、心烦、胁痛等）；下脾寒或饮（便溏、腹胀等）"为主症，"但见一证便是，不必悉具"。

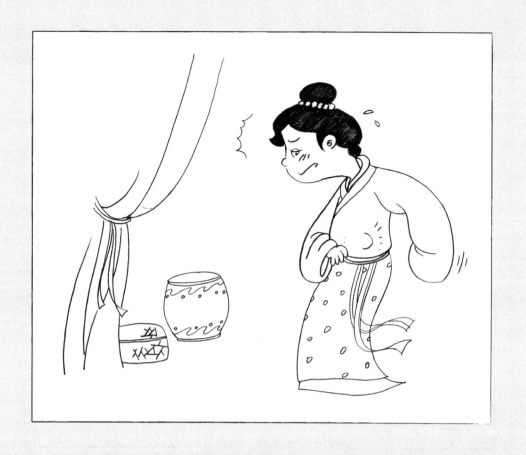

小陷胸汤

——恐为癌变急如火，中医三剂消病症

刘渡舟医案：有个姓孙的患者，女，58岁。胃脘作痛，按之则痛甚，其疼痛之处向外鼓起一包，大如鸡卵，濡软不硬。患者恐为癌变，急到医院作X光钡餐透视，因需排队等候，心急如火，乃请中医治疗。切其脉弦滑有力，舌苔白中带滑。问其饮食、二便，皆为正常。

刘老辨为痰热内凝、脉络瘀滞之证，为疏小陷胸汤。

糖栝楼30克，黄连9克，半夏10克。

此方共服三剂，大便解下许多黄色黏液，胃脘之痛立止，鼓起之包遂消，病愈。

小陷胸汤方

黄连一两　半夏半升（洗）　栝楼实大者一枚

上三味，以水六升，先煮栝楼，取三升，去滓，内诸药，煮取二升，去滓，分温三服。

病机

六经：阳明病【病性：实热+痰；病位：心下（胃脘）】

方证

小结胸病，**正在心下，按之则痛，脉浮滑者，小陷胸汤**主之。（138）

病症

以"脉浮滑，苔黄腻，心下痞硬，按之则痛，胸闷喘满，咳吐黄痰"为主症。

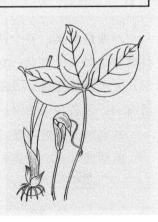

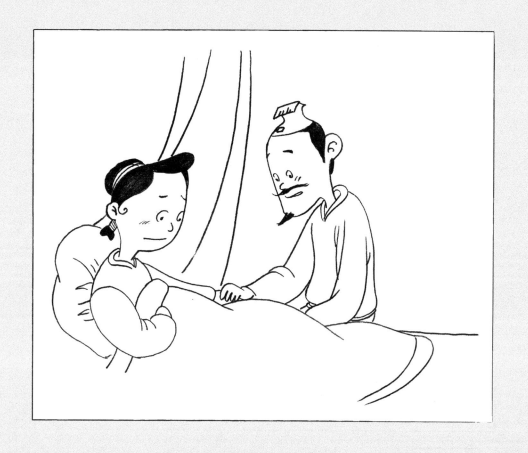

旋覆代赭汤

——辨证无误竟不效，道破玄机不为奇

刘渡舟医案： 魏生诊治一妇女，噫气频作而心下痞闷，脉来弦滑，按之无力。

辨为脾虚肝逆、痰气上攻之证。

为疏旋覆花9克，党参9克，半夏9克，生姜3片，代赭石30克，炙甘草9克，大枣3枚。

令服3剂，然效果不显。

乃请余会诊。诊毕，视方辨证无误，乃将生姜剂量增至15克，代赭石则减至6克，嘱再服3剂，而病竟大减。

魏生不解其故。余曰：仲景此方的剂量原来如此。因痰饮与气搏于心下，非重用生姜不能开散。代赭石能镇肝逆，使气下降，但用至30克则直驱下焦，反掣生姜、半夏之肘，而于中焦之痞则无功，故减其剂量则获效。可见经方之药量亦不可不讲求也。魏生称谢。

旋覆代赭汤方

旋覆花三两　　人参二两　　生姜五两　　代赭一两

甘草三两（炙）　　半夏半升（洗）　　大枣十二枚（擘）

上七味，以水一斗，煮取六升，去滓，再煎取三升。温服一升，日三服。

病机

六经：太阴病【病性：气虚+痰；病位：胃】

方证

伤寒，发汗，若吐若下，解后**心下痞硬，噫气不除者，旋覆代赭汤**主之。（161）

病症

以痰气痞（气逆）之"脉缓或滑，舌苔白腻或薄白，频频嗳气，上腹部痞满，按之紧硬而不痛，纳差，或见呃逆、呕吐"为主症。

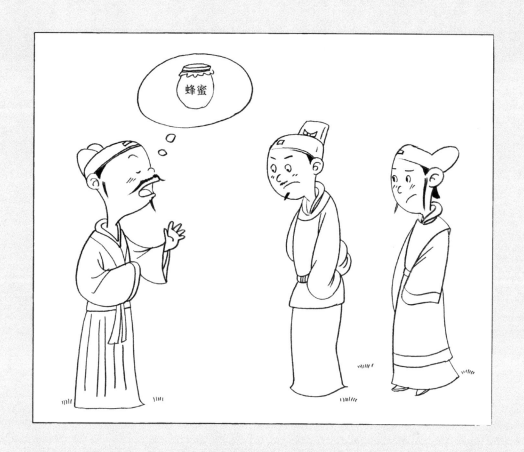

麻子仁丸

——名医争论何方好，越辨越明求真知

　　许叔微医案：一豪子郭氏，得伤寒数日，身热头疼，恶风，大便不通，脐腹膨胀。（小便频数，趺阳脉浮且涩）

　　易数医。一医欲用大承气，一医欲用大柴胡，一医欲用蜜导，病家相知，凡三五人，各主其说，纷然不定。

　　最后请予至，问小便如何？病家云：小便频数。乃诊六脉，下及趺阳，脉浮且涩。

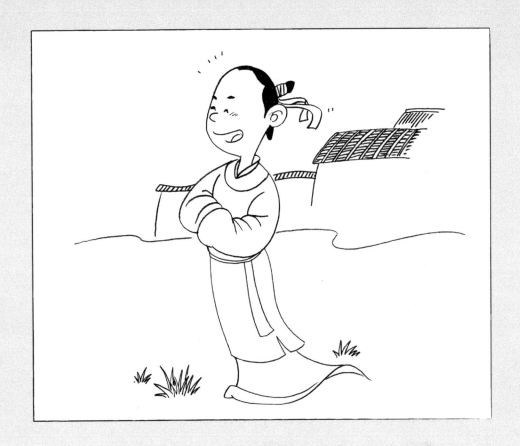

予曰：脾约证也，此属太阳阳明。仲景云：太阳阳明者，脾约也。仲景又曰：跌阳脉浮而涩，浮则胃气强，涩则小便数，浮涩相搏，大便则硬，其脾为约者。

大承气、大柴胡恐不当，仲景法中麻仁丸不可易也。主病亲戚尚尔纷纷。予曰：若不相信，恐别生他证，请辞，无庸召我。

坐有一人，乃弟也，逡巡曰：诸君不须纷争，既有仲景证法相当，不同此说何据？某虽愚昧，请终其说，诸医若何，各请叙述。众医默默，纷争始定。

予以麻仁丸百粒，分三服，食顷间尽，是夕大便通，中汗而解。

论曰：浮者风也；涩者津液少也。小便频数，津液枯竭，又烁之以风，是以大便坚硬。乃以大黄朴硝汤剂荡涤肠胃，虽未死，恐别生他证。

麻子仁丸方

麻子仁二升　芍药半斤　枳实半斤（炙）　大黄一斤（去皮）

厚朴一尺（炙，去皮）　杏仁一升（去皮尖，熬，别作脂）

上六味，蜜和丸如梧桐子大，饮服十丸，日三服，渐加，以知为度。

病机

六经：阳明病【病性：实热；病位：胃＋病性：津液虚（燥）；病位：肠】

方证

跌阳脉浮而涩，浮则胃气强，涩则小便数，浮涩相搏，**大便则硬**，其脾为约，**麻子仁丸**主之。（247）

病症

以"大便结硬，或数日不行，或便出不畅"，但"饮食小便如常（本书作者按：临床常无"小便数"症状），腹无所苦"为主症，一般并无"恶热、潮热、谵语、烦躁、腹满硬痛"等症。

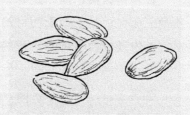

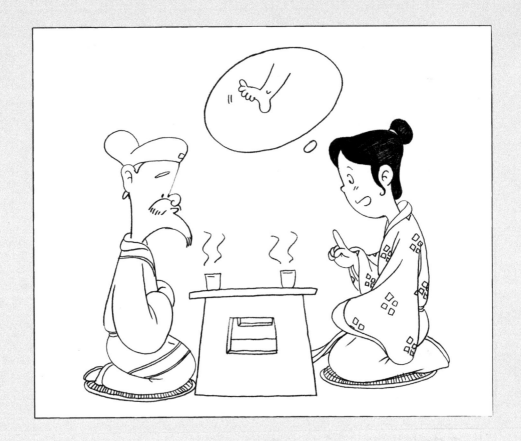

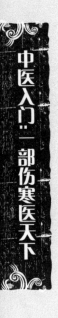

芍药甘草汤

——经方大师曹颖甫，三年疾病两剂除

曹颖甫医案：辛未之秋，予家筱云四弟妇来诊，无他病，惟两足酸疼拘急三年矣。其子荫衢问可治与否？

予告以效否不可必，药甚平稳，不妨姑试之。

乃为用赤白芍各一两，生草八钱。

至第三日，荫衢来告曰，服经两剂，今已行步如常矣。

而佐景所用，效如桴鼓者乃又如此，此可为用经方者劝矣。

> 芍药甘草汤方
>
> **白芍药　甘草（炙）　各四两**
>
> 上二味，以水三升，煮取一升五合，去滓，分温再服。

病机

六经：太阴病【病性：津液虚；病位：不分（不限于"脚"）】

方证

……**脚挛急**……作**芍药甘草汤**与之，其脚即伸……（29）

病症

以阴液不足，筋脉失养而致"经脉拘急疼痛（含脚挛急）"为主症。

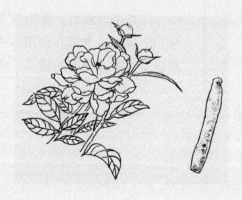

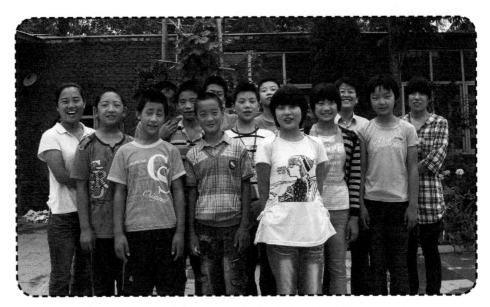

经方少儿班的诸位"小仲景"与班主任老师合影

鸣谢

本书缘起乃为刘佳颐小朋友编写《中医入门》漫画书。一年以后，成为公益项目——"经方少儿班"的中医入门读本。

以本书为教材，全国首家"经方少儿班"的学员、班主任老师在使用本书的过程中，对本书提出了很多有价值的建议，特此鸣谢！